AF318073

Dr H. AUNAY

DE LA FACULTÉ DE MÉDECINE DE PARIS

# LE REIN

DANS LA

# CIRRHOSE HYPERTROPHIQUE

# BILIAIRE

PARIS

Jules ROUSSET

36, RUE SERPENTE

1901

Dr H. AUNAY

DE LA FACULTÉ DE MÉDECINE DE PARIS

# LE REIN

DANS LA

# CIRRHOSE HYPERTROPHIQUE

# BILIAIRE



PARIS

Jules ROUSSET

36, RUE SERPENTE

1901

A LA MÉMOIRE DE MON GRAND PÈRE

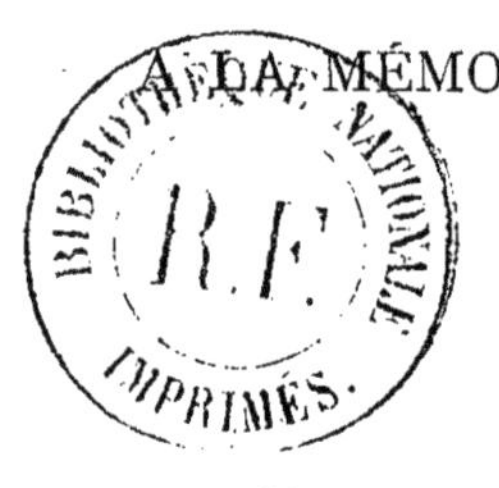


## A MON PÈRE

Ancien instituteur,
Modèle de labeur et de dignité professionnels.


## A MA MÈRE


*MEIS ET AMICIS*

# AVANT-PROPOS



Nous sommes heureux, en terminant nos études médicales, d'avoir l'occasion de remercier les nombreux professeurs qui nous ont dirigé avec la plus grande bienveillance pendant tout le cours de nos études. Que MM. Berger, Fournier, Sébileau, Sevestre, le distingué médecin de l'hôpital des enfants, Gastou, Launois, Hallopeau reçoivent ici nos plus sincères remercîments.

Monsieur le docteur Fernet, membre de l'Académie, médecin de l'Hôpital Beaujon, a droit à un hommage spécial de notre part pour les marques de bienveillante sympathie qu'il nous a prodiguées pendant notre année de stage médical. C'est lui qui, en effet, par le soin qu'il apportait à l'examen de ses malades et par ses causeries si substantielles faites au lit même nous a appris la clinique interne et habitué à poser un diagnostic raisonné.

M. le docteur Bonnaire, accoucheur de Lariboisière, a droit aussi à toute notre gratitude pour la sympathique bienveillance avec laquelle il nous a accueilli dans son service et pour la haute compétence avec laquelle

il nous a initié aux pratiques si difficiles de l'accouchement.

C'est sur le conseil de M. le docteur Milian, ancien interne lauréat des hôpitaux, moniteur d'anatomie pathologique à la Faculté et avec les documents qu'il a bien
voulu nous communiquer que nous avons entrepris cette
thèse. Qu'il reçoive ici nos plus sincères remercîments.

Que M. le professeur Landouzy, daigne agréer l'hommage de notre reconnaissance pour le grand honneur
qu'il nous fait en acceptant la présidence de notre thèse.

# Le Rein dans la Cirrhose hypertrophique biliaire.

## CHAPITRE PREMIER

### Etude anatomo-clinique.

L'étude du rein dans la cirrhose hypertrophique biliaire présente un double intérêt : l'un particulier, qui nous éclaire sur la pathogénie de la maladie ; l'autre, d'ordre plus général, qui nous renseigne sur l'influence de l'auto-intoxication d'origine hépatique et de la bile sur l'organe de la dépuration urinaire.

Ces deux points de vue se jugent avec les mêmes éléments mais leur portée est différente.

La présente thèse est basée sur 3 observations qu'a bien voulu nous communiquer M. Milian : l'une a été publiée à la *Société médicale des hôpitaux* (1), les deux autres sont encore inédites et relatées à la fin de cette thèse. L'une de ces deux observations a été prise par nous sous le contrôle du docteur Milian dans le service du docteur Landrieux.

(1) Landrieux et Milian. — Cirrhose hypertrophique biliaire à début splénique. *Soc. méd. des hôp.*, 6 avril 1900.

— 8 —

Enfin nous avons relevé l'état du rein dans une observation des cliniques de Jaccoud (1) ainsi que dans trois
observations récentes, d'auteurs différents, de manière à
augmenter notre statistique. Ces trois observations sont
les suivantes : Parmentier et Castaigne (2), Guillain (3),
Gilbert et Lereboullet (4).

Nous devons dire que MM. Gilbert et Fournier (5),
dans leur travail sur la cirrhose hypertrophique biliaire
hypersplénomégalique, ont donné quelques renseignements sur l'état du rein dans cette maladie. Enfin
M. Milian (6), à la *Société anatomique*, a publié une
note intitulée: le rein dans la cirrhose hypertrophique
biliaire.

### (A) Etude clinique

Obs. I. (Landrieux et Milian, *S. M. H.*, 6 avril 1900).

Examen des urines pratiqué dans le service de
M. Chauffard en novembre 1899, c'est-à-dire un an après
le début de la maladie, et trois mois avant sa mort survenue d'ailleurs par hématémèse

Volume : 1 litre.

Réaction : alcaline.

D : 1014.

Urée : 10,24.

Ac. urique : 0,19.

(1) Jaccoud. — *Clin. méd. de la Pitié*, 1885, p. 58.
(2) Parmentier et Castaigne. — *Soc. méd. des hôp.*, 22 mars 1901.
(3) Guillain. — *Rev. méd.*, 10 septembre 1900.
(4) Gilbert et Lereboullet. — *Soc. méd. hôp.*, 25 mai 1900.
(5) Gilbert et Fournier. — *S. M. hôp.*, 25 mai 1900.
(6) Milian. — *Soc. anat.*, 5 avril 1901.

Chlorures en Na Cl : 8,19.

Phosphates en $Ph^2 O^5$ : 1,09.

Absence d'indican, d'urobiline, de mélanine. Pigments et résines biliaires.

Glycosurie alimentaire négative.

Epreuve du bleu pratiquée 2 fois : le 12 novembre avec une solution altérée, élimination à peu près nulle ; la deuxième fois, le 15 novembre, avec une solution fraîche ; deux intermittences très nettes, l'une de la 3e heure et demie à la 6e heure, l'autre de la 8e à la 13e heure et demie.

*En juin 1899*, les urines étaient très abondantes, de 2 à 3 litres par jour, très foncées, presque noires, avec un dépôt salin très abondant, sans albumine. De temps à autre il avait des périodes d'abattement, de somnolence, qui coïncidaient avec là diminution des urines.

Obs. II. — Béch. Landrieux et Milian (inédite).

Un an après le début de la maladie, en janvier 1900, les urines sont de 1 litre 1/2 à 2 litres par jour. Très foncées.

Analyse à la date du 25 mai.

Volume des 24 heures : 1700 centimètres cubes.

Couleur rougeâtre.

Dépôt faible.

$D = 1013$, $\Delta = 2,20$.

Réations acides.

Acide urique : 0,26 par litre, 0,442 par 24 heures.

Urée : 6 gr. 5 par litre, 11 gr. 05 par 24 heures.

Chlorures : 2 gr. 73 par litre, 4 gr. 64 par 24 heures.

Phosphates : 0,85 par litre, 1 gr. 44 par 24 heures.

Pas d'albumine, pas de sucre, présence d'acétone.

Réaction de Gmelin.

*31 octobre.* Urines : 1.500 gr.

Urée : 6 gr. 78 par litre.

*2 novembre.* Urines : 1 litre.

Urée : 8 gr. 965 par litre.

Mort le *6 décembre* dans la cachexie progressive.


Obs. III. — Kerl. Personnelle (inédite).

Début en août 1898.

Quantité des urines en février 1900 : Deux à trois litres. Se plaint d'aller moins bien quand leur quantité diminue.

Le *7 novembre 1900.*

Quantité des urines : 1 litre.

Pas d'albumine, pas de sucre.

$\Delta = 1°74$.

Urée : 34,56.

Le *13 novembre 1900* les urines changent de caractère : en même temps que l'ictère devient moins foncé, les urines sont plus abondantes et plus claires, un peu rougeâtres. En même temps que cette crise polyurique, existe une augmentation énorme de l'hypertrophie du foie ainsi que sensibilité de l'organe.

Le 8 février 1901, le malade nous raconte qu'il urine énormément, peut-être six litres par jour. De temps à autre il a des périodes d'oligurie pendant lesquelles il va moins bien. Pas d'albumine, pas de sucre.

Réaction de Gmelin.

Le *22 février 1901*.

Quantité des urines : 1.600 gr.

Traces d'albumine à chaud.

Liq. de Fehling : pas de sucre.

Indicanurie très nette.

Urée : 19 gr. 51 par litre, c.-à-d. 31 gr. 21 par 24 heures.

Phosphates : 1 gr. 40 par litre.

Chlorures : 13 gr. 275 par litre.


Obs. IV. — Jaccoud. *Clin. méd.*, 1885.

Absence totale d'albumine quoique la maladie durât depuis plus d'un an et demi et que l'ictère persistât depuis le même temps.


Obs. V. — (Parmentier et Castaigne) ;

Homme de 23 ans.

Début six ans avant la date de l'observation par des troubles gastro-intestinaux. Ictère datant de 2 ans. Rhumastisme biliaire concomitant.

Glycosurie alimentaire avec 200 gr. de glucose pure, négative.

Indicanurie négative.

Urobilinurie (chlorure de zinc ammoniacal) négative.

Elimination continue cyclique du bleu de méthylène

Urée 28 gr. en 24 heures.

Pas d'albuminurie.


Obs. VI. — (Guillain).

Femme de 52 ans, ictérique depuis 7 ans.

1ᵉʳ examen :

Quantité d'urines, 1800 gr.

Pas de sucre, ni d'albumine.

Pigments biliaires normaux. Urobiline en faible quantité.

A une phase ultérieure de la maladie, les pigments biliaires normaux disparurent alors que, au contraire, l'urobiline et son chromogène, qui existaient dès le début, persistèrent.

Un mois environ après l'entrée de la malade.

Analyse complète.

Urines jaune rougeâtre sans sédiment net.

Réaction légèrement alcaline.

D. = 1014.

V. = 1820.

Urée : 12 gr. 810 par litre, 23 gr. 30 par 24 heures.

Acide phosphorique : 1 gr. 20 par litre, 23 gr. 30 par 24 heures.

Acide urique : 0 gr. 32 par litre, 0 gr. 59 par 24 h.

Chlorures : 7 gr. 50 par litre, 13 gr. 65 par 24 heures.

Sucre : absence.

Albumine : traces à peine décelables.

Pigments biliaires : absence.

Urobiline existe.

Indican. : décelable.

Glycosurie alimentaire le 28 mai recherchée avec 150 gr. de glucose. Réduction de la liqueur de Fehling à la 2ᵉ et à la 3ᵉ heure.

Épreuve du bleu de méthylène : élimination nettement polycyclique.

Diazoréaction d'Ehrlich toujours négative.

Obs. VII. — (Gilbert et Lereboullet).

Femme de 38 ans, malade et ictérique depuis cinq ans.

Les urines sont assez abondantes (entre 1500 gr. et deux litres), très hautes en couleur ; chargées de pigments biliaires très facilement décelables par la réaction de Gmelin. Pas d'albumine, pas de sucre ; pourtant à deux reprises, réduction légère de la liqueur de Fehling dans les urines digestives.

Pas d'indican, pas d'urobiline.

L'urée paraît actuellement diminuée, la moyenne oscillant entre 12 à 16 grammes par 24 heures mais la malade s'alimente très peu depuis son entrée à l'hôpital.

L'épreuve de la glycosurie alimentaire donne, deux heures après l'absorption de 200 grammes de glucose, une réduction incomplète de la liqueur de Fehling paraissant due surtout à des matières réductrices ; puis aucun passage, et, à 4 heures et demie du soir, près de cinq heures après le déjeuner, dix heures après l'absorption du glucose, réduction franche, dosée à 3 grammes par litre, réduction légère dans les deux heures qui suivent, puis le sucre disparaît définitivement des urines. En résumé, glycosurie alimentaire d'abord à peu près complètement négative, puis tardivement passage d'une légère quantité de sucre.

---

De l'exposé de ces documents résultent un certain nombre de déductions.

On voit par là, qu'au cours de la cirrhose hypertrophique biliaire, la *quantité* des urines loin d'être diminuée est augmentée. A moins d'infection intercurrente, ou de lésion hépatique profonde correspondant aux phases ultimes de la maladie, ou encore d'une de ces crises d'assoupissement qui sont signalées dans certaines observations (Landrieux et Milian), la quantité des urines oscille autour de 2 000 grammes. Il y a donc *polyurie* véritable.

De temps à autre, pourtant, il arrive que le taux des urines s'abaisse et tombe à 500 grammes pour les 24 heures. Cette diminution de la quantité des urines coïncide avec une aggravation de l'état général. C'est ainsi que le malade de MM. Landrieux et Milian était, de temps à autre, pris d'une lassitude générale, véritable aplatissement qui l'obligeait à garder le lit. Là il s'enfouissait des heures entières sous ses couvertures, sans bouger, en chien de fusil, n'ayant pas le courage de prononcer une parole, comme dans un état de somnolence, quoique les yeux grand ouverts.

Le régime lacté et surtout la caféine le remontaient rapidement en faisant réapparaître la quantité des urines. Quand celles-ci atteignaient leur taux habituel, le malade se levait, allait et venait, gêné seulement par ses crises douloureuses.

A quoi étaient dues ces crises ? Était-ce une lésion rénale passagère, était-ce une fermeture momentanée du filtre urinaire sous l'influence des décharges d'auto-intoxication hépatique ? Nous n'avons pas suffisamment étudié l'état des urines pendant ces périodes pour pouvoir le dire.

Nous n'avons pas non plus recherché, faute d'avoir eu l'attention attirée sur ce point à l'époque où nous pouvions observer les malades, le phénomène des « urines retardées » signalé par Gilbert et Lereboullet (1).

Nous devons cependant le rapporter ici à cause de l'intérêt qu'il présente et puisqu'il se rattache à notre étude.

Dans la cirrhose hypertrophique biliaire, comme d'ailleurs dans les autres cirrhoses, il y a inversion du rhythme normal de l'élimination urinaire. Normalement, les urines digestives sont abondantes, les urines du jeûne, rares. Si l'on fait prendre aux malades deux repas par jour, à huit heures d'intervalle, en recueillant les urines toutes les quatre heures, le phénomène inverse se produit, les urines digestives étant les urines les moins abondantes, celles du jeûne et notamment celles du matin au réveil, remarquablement abondantes. Gilbert et Lereboullet expliquent ce fait par un retard dans l'absorption aqueuse de la muqueuse de l'intestin dû à la pléthore portale. Il s'agit, d'après eux, et l'explication est aussi séduisante que satisfaisante pour l'esprit, d'un symptôme à ajouter à ceux qui traduisent le syndrome de l'hypertension portale. Et comme ces auteurs le font encore remarquer, ce symptôme, joint à la tuméfaction splénique, aux hémorrhagies gastro-intestinales, à l'ascite terminale, à la circulation supplémentaire, relativement fréquente, permet de décrire un syndrome de l'hypertension portale, non seulement dans les cirrhoses veineuses, mais aussi dans les cirrhoses biliaires.

La teneur de l'urine en *matériaux solides* est très va-

(1) Gilbert et Lerebouillet· — Des urines retardées dans la cirrhose. *Soc. biol.*, 9 mars 1901.

riable suivant les cas. Le principal de ces matériaux est, comme on sait, *l'urée*, produit de l'activité du foie et qui, par suite, mesure celle-ci bien plus que l'état du rein. Or tant que la maladie n'est pas arrivée à ses périodes dernières, c'est-à-dire tant que la sclérose hépatique n'aura pas complètement détruit les cellules de l'organe, l'urée sera éliminée en quantité normale, 28 grammes en 24 heures (obs. V, Parmentier et Castaigne), 34 gr. 56, obs. III (Milian). La quantité d'urée est considérablement abaissée dans les cas où la maladie approche de sa fin, 8 gr. 965 en 24 heures (obs. II, Landrieux et Milian).

Mais c'est là un phénomène qui intéresse bien plus le foie que le rein..

La diminution de l'urée n'implique pas une lésion rénale, comme nous le disions tout à l'heure, la meilleure preuve, c'est que, dans les observations où nous avons constaté cette diminution de l'urée, comme dans les autres d'ailleurs, nous n'avons pas constaté d'albuminurie.

C'est là, d'ailleurs, un fait extrêmement intéressant et curieux et constant dans la cirrhose hypertrophique biliaire que l'absence d'albuminurie. Et, il est réellement digne de remarque que pendant des années s'éliminent par le rein une multitude de produits anormaux, pigments biliaires en particulier, sans jamais produire aucune lésion rénale, ni le moindre trouble fonctionnel décelable.

Un dernier fait mérite d'être signalé encore, c'est celui signalé par Gilbert et Lereboullet(1) dans l'ictère ; ces

(1) Gilbert et Lereboullet. — De l'inversion du rhythme colorant des urines dans l'ictère, *Soc. biol.*, 9 mars 1901.

auteurs ont observé l'inversion du rhythme colorant
normal de l'urine caractérisée par la teinte plus foncée des
urines digestives, la teinte plus claire des urines du jeûne,
ce qui tiendrait au passage des pigments biliaires au
moment de la période digestive. Ce passage est également
prouvé par l'examen du sérum plus riche en pigments
biliaires pendant la digestion. Il en est vraisemblablement ainsi dans la cirrhose hypertrophique biliaire.

Disons, en passant, que cette inversion a une valeur
séméiologique assez grande. Elle permet, pour peu que
les urines ne soient pas riches en pigments biliaires, ainsi
que cela peut arriver dans l'ictère acholurique, qu'a dé-
couvert et décrit Gilbert, de les déceler par l'examen
fractionné, alors qu'ils ne sont pas perceptibles par
l'examen global.

En résumé donc, pour terminer ce chapitre clinique,
on peut dire que fonctionnellement, le rein, dans la
cirrhose hypertrophique biliaire, conserve une intégrité
parfaite. Il a même un fonctionnement exagéré, sorte
de suppléance fonctionelle puisqu'il élimine presque
constamment une quantité d'urines supérieure à la normale.

Cette intégrité du rein est certainement pour beaucoup
dans la longue durée de la maladie. Elle joue aussi
un rôle dans les phénomènes évolutifs de celle-ci, puisque de temps à autre, parallèlement à des crises d'oligurie s'établissent des crises d'aggravation.

### (B) ÉTUDE ANATOMIQUE

A cette étude clinique, il est indispensable de joindre l'étude anatomique qui nous renseignera sur l'état du rein d'une manière définitive et complète. Elle nous montrera que l'intégrité anatomique est aussi parfaite que l'intégrité fonctionnelle.

Les six observations que nous rapportons n'ont pas toutes été suivies d'autopsie.

Nous n'avons en notre possession que quatre cas, où l'état nécroscopique du rein soit relevé : Obs. Landrieux et Milian I et II. Obs. Jaccoud. Obs. Guillain.

*Aspect macroscopique.*

L'aspect macroscopique relevé dans ces quatre cas, nous fournit les renseignements suivants :

Obs. Jaccoud (1).

Les deux reins sont hypertrophiés ; le droit pèse 290 grammes et le gauche 320. La coupe longitudinale fait voir que l'hypertrophie porte surtout sur les colonnes de Bertin. Quant aux pyramides, elles n'ont rien de spécial ; la substance médullaire envahit légèrement la substance corticale. Pas de kystes.

Obs. I. — Landrieux et Milian.
Les reins ne présentent rien d'anormal à signaler.

(1) Jaccoud (*loc. cit.*, p. 93).

Obs. II. — Landrieux et Milian.

Les reins sont un peu volumineux mais sains, un peu jaunâtres.

Poids : 220 grammes chacun.

Obs. — Guillain.

Les reins sont congestionnés, les étoiles de Verheyen très apparentes, la substance corticale est d'une couleur foncée, les glomérules se distinguent rougeâtres. Le rein droit pèse 200 gr., le gauche 180 gr. La décortication de la capsule est facile.

En résumé, les reins sont hypertrophiés, quelquefois même très hypertrophiés, quelquefois congestionnés. Jamais on ne signale de lésion macroscopique notable.

*Examen microscopique.*

Cet examen a été pratiqué par Guillain dans l'observation que nous rapportons de lui et par Milian dans l'observation II Landrieux et Milian.

Obs. — Guillain.

Les reins présentent des altérations évidentes, les cellules des tubuli contorti sont altérées, leurs noyaux ne se colorent plus, les glomérules de Malpighi sont congestionnés, de petites hémorrhagies interstitielles se montrent dans leur intérieur. De nombreuses cellules desquamées se voient dans la lumière des canaux excréteurs. Ces diverses lésions sont d'ailleurs la conséquence de l'infection terminale.

Obs. — Landrieux et Milian.

La *capsule* n'est pas épaissie. On n'y trouve pas trace d'inflammation subaiguë ni chronique.

On n'y voit même pas de mastzellen.

Les *tubes urinifères* sont dans un état d'intégrité parfaite. Les cellules épithéliales sont normales ; leurs noyaux et leur protoplasma sont parfaitement colorés, même dans la région des tubes droits où existent le plus habituellement les lésions rénales. La lumière des tubes ne renferme aucune formation anormale. Il n'y a pas d'hémorrhagies, ni de cylindres. A peine avons-nous pu découvrir une boule hyaline (?) sur toute une coupe très large.

Le *tissu interstitiel* est intact et ne présente pas la moindre trace de sclérose ; on n'y relève que la dilatation des capillaires, congestion qui d'ailleurs existait dans un certain nombre d'autres organes et qui est sans doute un phénomène terminal.

Les *glomérules* seuls sont atteints et encore le sont-ils modérément : quelques-uns, mais très rares, sont complètement fibreux ; les autres, outre une congestion modérée qui participe de la congestion générale de l'organe sont atteints de glomérulite subaiguë (multiplication des cellules de la capsule avec tendance à la transformation fibreuse).

Comme on le voit, il n'y a pas trace de sclérose dans les reins examinés. Il n'y a donc pas évolution du même processus d'inflammation chronique au niveau du rein qu'au niveau du foie. Seuls quelques glomérules, d'ailleurs assez rares, sont plus ou moins fibreux.

Dans un des deux cas (Landrieux et Milian), les cellules épithéliales étaient elles-mêmes en état d'intégrité parfaite et pourtant la maladie avait évolué d'un bout à l'autre de son cycle sans être interrompue par un accident brutal comme une hématémèse. S'il avait dû exister quelque lésion rénale du fait même de la maladie, c'est là qu'on l'aurait rencontrée.

Dans le cas de Guillain, il est relaté quelques lésions épithéliales, mais il est certain, et l'auteur lui-même l'indique, que ce sont là des lésions relevant de la putréfaction post mortem ou de l'infection surajoutée terminale et non de la maladie elle-même.

Au total, intégrité anatomique et fonctionnelle des reins dans la cirrhose hypertrophique biliaire.

# CHAPITRE II

## Déductions générales

Nous venons d'étudier l'état fonctionnel et anatomique du rein dans la cirrhose hypertrophique biliaire. Cette étude, comme nous l'indiquions en commençant, n'a pas cette limite restreinte, elle peut être étendue et nous donner des renseignements de pathologie générale.

En effet, la maladie de Hanot se compose de deux éléments primordiaux ; la cirrhose, la rétention biliaire. Il en résulte qu'elle nous renseigne sur l'influence de la sclérose d'une part, de la bile d'autre part, sur le parenchyme rénal.

Au sujet de l'*influence de la cirrhose* sur le rein, nous serons brefs. Il n'y avait pas de sclérose rénale dans toutes nos observations bien que la sclérose hépatique fût extrêmement prononcée. Cela nous montre bien l'indépendance absolue qu'il y a entre les scléroses des différents viscères, et qu'en réalité, ce qu'on nomme l'artériosclérose n'est pas une entité morbide, mais bien le résultat d'inflammations chroniques diverses agissant séparément sur les organes. Ici, le virus sclérosant a une affinité toute particulière pour le foie et se localise uniquement à lui.

*Influence de la bile sur le rein.* — Ici encore la réponse est facile et nous pouvons affirmer, comme l'a d'ailleurs fait depuis longtemps le professeur Jaccoud, que la bile n'est pas un poison pour le rein.

Cette notion paraît peut-être révolutionnaire car les livres classiques affirment la nocivité de la bile pour l'épithélium rénal.

« Les auto-intoxications d'origine hépatique jouent également un rôle de premier ordre surtout dans les affections accompagnées d'ictère, car la *bile est très toxique.* » (Jeanselme (1), art. albuminurie.)

Gouget (2), dans sa thèse, fait l'étude complète de ce qu'il appelle le rein biliaire. Frerichs a étudié l'un des premiers le rein des ictériques. « La plus grande partie du pigment biliaire, dit-il, est éliminée par les reins, et ce travail est si actif de leur part que, dans quelques cas, leur structure est altérée. »

D'après lui, le pigment, peu abondant dans l'épithélium glomérulaire, se dispose sur toute la longueur des tubes, aussi bien dans la substance médullaire que dans la substance corticale. Les tubes contournés présentent une teinte verdâtre ou brune. Leur épithélium est brun,

---

(1) Jeanselme. — Albuminurie. *Traité de médecine Brouardel et Gilbert*, t. v, p. 536.

(2) Gouget. — Influence des maladies du foie sur l'état des reins. *Th.*, Paris, 1895.

quelquefois même rouge sang ; ou bien il renferme du pigment déposé en couches concentriques autour du noyau, fortement coloré en brun. Quant aux tubes droits, où le dépôt de pigment atteint son maximum, leur teinte peut aller jusqu'au noir. Elle est due à l'obstruction de leur lumière par des masses irrégulières ou quelquefois cylindriques de pigment amorphe. Enfin, dans le cas d'ictère intense et ancien, les cellules ont parfois subi la dégénérescence graisseuse.

Johnson admet que, dans l'ictère, les cellules sécrétantes des reins sont jusqu'à un certain point modifiées : elles s'infiltrent de pigment et desquament.

Budd, Vichow, Möbius, décrivent une première période d'infiltration pigmentaire du rein, puis une seconde période de dégénérescence graisseuse.

D'après M. Lécorché, l'ictère chronique, lié à un obstacle au cours de la bile, provoque presque toujours une néphrite parenchymateuse superficielle.

Decaudin analyse les travaux de ses devanciers, mais ses descriptions personnelles ont trait à l'état du rein dans l'ictère grave.

M. le professeur Strauss, M. Mossé, indiquent que l'ictère prolongé amène des lésions rénales, sans insister sur la nature de ces lésions. Laughans, outre l'infiltration pigmentaire des épithéliums sous forme diffuse ou granuleuse, décrit la désintégration granuleuse des cellules des tubes contournés, avec desquamation de l'épithélium des tubes collecteurs, qui sont plus altérés encore, et où l'on trouve des cylindres hyalins, résultant de la transformation du protoplasma cellulaire. Dans un cas datant de deux ans, il trouva les altérations prédominantes dans l'écorce : les épithéliums corticaux étaient très tuméfiés, en état de vascuolisation et de désintégration granuleuse du côté de la lumière du tube, avec des cylindres colorés ou incolores dans les branches ascendantes de Henle. Enfin le stroma était notablement épaissi par suite de la longue durée du processus.

D'après Wagner, l'ictère peut, au bout d'un certain temps, produire une dégénérescence graisseuse de l'épithélium rénal, y compris l'épithélium glomérulaire, et même, dans certains cas, des troubles trophiques si graves des reins, que ceux-ci se trouvent transformés en un état semblable à l'atrophie jaune aiguë du foie. Dans la colique hépatique, ces altérations existent quelquefois dès quarante huit heures.

« Quand l'élimination du pigment biliaire est très intense, disent Cornil et Ranvier, il se produit une inflammation parenchymateuse spéciale du rein. » On voit, dans un certain nombre de tubes de la substance corticale, une dégénérescence granulo-graisseuse des cellules. Le tissu conjonctif péritubulaire montre aussi du pigment biliaire. La lumière des tubes contient parfois des cellules desquamées et des cylindres hyalins.

Von Kahlden décrit les altérations trouvées à l'autopsie dans deux cas de carcinome du foie accompagnés d'ictère. L'ictère avait duré un mois et demi dans le premier cas, plusieurs semaines dans le second. L'épithélium des tubes contournés était rempli de granulations noires ; de plus, cet épithélium, ainsi que celui des tubes droits de la substance médullaire, était en état de dégénérescence graisseuse, très accusée, et de desquamation. Une autre partie des tubes droits contenait des cylindres homogènes, portant parfois un noyau ou une gouttelette graisseuse sur leurs bords. Dans les cellules atteintes de dégénérescence graisseuse, souvent le noyau ne se colorait qu'en partie, ou même avait complètement disparu. Les anses de Henle étaient beaucoup moins atteintes. Quant aux glomérules, ils étaient sains : seules, quelques cellules de l'épithélium capsulaire contenaient de petites gouttelettes graisseuses. En résumé, d'après l'auteur, la dégénérescence graisseuse du glomérule, affirmée par Wagner, n'existe pas. Le pigment biliaire ne s'élimine pas par la cavité des capsules de Bowman, mais par les tubes contournés et les anses de Henle.

Gouget lui-même a examiné les reins de trois malades morts avec de l'ictère. Dans deux de ces cas, il s'agissait d'un cancer de la tête du pancréas avec compression des voies biliaires ; dans le troisième, d'un cancer primitif des voies biliaires.

Il résume ainsi les lésions qu'il a observées dans les trois cas : il existe une congestion marquée de deux substances ; les anses glomérulaires se montrent gorgées de sang, cette congestion prédomine assez souvent dans la région des papilles et dans le cortex corticis. Le pigment biliaire se retrouve sur toute la longueur des tubes, mais principalement dans les tubes collecteurs. Les glomérules en sont généralement exempts : sur une seule préparation, il nous a été possible de voir nettement un bloc pigmentaire entre un glomérule et sa capsule.

Le pigment se dépose surtout sous forme de granulations dans la substance corticale, de boules et de cylindres dans la substance médullaire.

La coloration des blocs pigmentaires est variable depuis le jaune clair jusqu'au vert noirâtre.

Outre cette surcharge pigmentaire, les épithéliums présentent des altérations plus ou moins accusées.

Dans les tubes contournés, les cellules fixent mal les réactifs. Leur partie attenante à la lumière se résout en un détritus granuleux qui tombe, tandis que la partie restante du protoplasma offre un bord inégal et déchiqueté. Sur bien des tubes, les limites cellulaires sont indistinctes.

Le noyau est généralement intact. Beaucoup plus rarement, on observe un processus de vascuolisation de quelques cellules, voire même de leur noyau, dont la partie centrale devient claire.

Ces altérations épithéliales s'observent même dans des cellules qui ne sont le siège d'aucune infiltration pigmentaire.

L'épithélium des branches ascendantes présente des altérations analogues, quoique moins accusées.

Dans les branches descendantes et les tubes collecteurs les altérations épithéliales sont encore moindres. On trouve cependant quelque détritus granuleux dans la lumière des branches descendantes. En revanche, bon nombre de tubes dont l'épithélium est intact, ont leur cavité remplie soit de cylindres pigmentaires, soit de cylindres hyalins, incolores ou colorés en jaune.

Ces altérations, tout en étant diffuses, ne sont pas pour cela généralisées. Sur chaque préparation, un plus ou moins grand nombre de tubes, même dans la  substance corticale, sont absolument intacts.

Toutes les lésions ainsi décrites  ne sont pas réellement imputables à la bile. Il y a une multitude  de  facteurs qui s'ajoutent à l'action de cette  substance,  c'est ainsi que l'infection est certainement la double cause  de la lésion hépatique et de la lésion rénale  dans un  grand nombre de cas, les ictères  infectieux  en  particulier, parmi lesquels et par dessus tout l'ictère grave.

Aucune observation n'est plus péremptoire que  celle des cas rapportés par nous de l'état d'intégrité  parfaite du rein dans la cirrhose hypertrophique biliaire.

# OBSERVATIONS



### Observation 1

#### (Landrieux et Milian)

*Cirrhose hypertrophique biliaire à début splénique.*
*Mort par hématémèses.*

Observation prise le 27 *juin* 1899. — G... (Louis), vingt-deux
ans, garçon livreur, entré le 21 novembre 1898 à l'hôpital Lariboisière, salle Bouley, dans le service de M. Landrieux.

—A. H. — *Père* mort, il y a deux ans, à cinquante-deux ans.
d'un asthme (?) sans œdèmes.

*Mère* morte, il y a deux ans, à quarante-deux ans, d'une
maladie de cœur, bronchite et rhumatisme.

Un *frère* de vingt ans, bien portant qui, à l'âge de quatorze
ans, s'est enfui de sa famille où il se trouvait mal parce qu'on
voulait l'obliger à travailler, tandis qu'au dehors, une femme
de vingt-deux ans l'entretenait à ne rien faire.

Aucune nouvelle de lui depuis son départ.

Pas d'autres *frères ou sœurs*.

A. P. — Il y a cinq ans, à dix sept ans, il eut un mal d'yeux
pour lequel il fut soigné aux Quinze-Vingts, mais sur la nature
duquel il est difficile d'être fixé. On le traita par une opération
sans traitement interne. Il fut traité pendant un mois, mais
sortit à peu près entièrement aveugle.

Deux mois après, il alla chez M. de Wecker, où on lui fit, huit jours après, une iridectomie. Depuis cette époque, il voit un peu de l'œil gauche malgré quelques taies, mais l'œil droit est complètement aveugle, couvert d'opacités cornéennes et conjonctivales.

Il raconte qu'au début de sa maladie, il eut aux yeux une multitude de compères-loriots et « une forte inflammation ».

La *maladie actuelle* a commencé au mois d'octobre 1898 par un *gonflement* progressif du ventre, surtout à gauche. Au bout de peu de temps survinrent des *douleurs* abdominales très vives dans l'hypocondre gauche, véritables coliques, crampes qui survenaient par crises plusieurs fois par jour. Elles n'étaient pas violentes au point d'arracher des cris, mais elles obligeaient le malade à interrompre son travail. Elles duraient un quart d'heure, vingt minutes ; quelquefois, surtout plus tard, deux ou trois heures. Dans l'intervalle des douleurs, il n'éprouvait aucune sensation pénible.

Il eut quelques crises analogues dans l'hypocondre droit, mais bien moindres. Il n'y eut jamais de douleurs dans le bas-ventre. Les crises sont moindres depuis le mois de février 1899. Mais, elles existent encore de temps en temps, le jour comme la nuit, et elles s'accompagnent d'une sorte de rétraction de la paroi.

Au début, en même temps que le ventre grossissait, il avait des *périodes alternatives de diarrhée et de constipation* ; elles durèrent deux ou trois mois. La diarrhée était jaune, moins fétide que les selles ordinaires, au nombre de quinze par jour environ ; quelquefois presque entièrement liquide, jamais sanglante. Elle s'accompagnait de coliques dans le bas-ventre. Ces périodes de diarrhée duraient huit ou quinze jours. Elles alternaient avec des *périodes de constipation* de cinq ou six jours. C'est quand il avait de la diarrhée qu'il allait le mieux. Constipé, il perdait l'appétit.

A son entrée dans le service de M. Landrieux, en novembre 1898, en présence de l'hypertrophie considérable de la rate, on pensa qu'il s'agissait d'une leucémie splénique. Mais l'examen du sang ne confirma pas ce diagnostic. On s'arrêta à celui de paludisme, bien que, depuis le mois de janvier 1899, un *léger ictère* fut apparu. Dans cette hypothèse de paludisme, et comme la quinime restait sans effet, le malade fut envoyé en chirurgie, dans le service de M. Tuffier, aux fins de splénectomie, conformément aux cas favorables publiés par Jonnesco (1).

M. Tuffier pratiqua, d'après les renseignements qui nous furent donnés par ses internes, l'angiotripsie de l'artère splénique.

Le malade se rétablit, puis fit différentes pérégrinations dans des services différents, et revint à nouveau en *juin* 1899 époque à laquelle nous avons pris son observation.

Le 27 *juin* 1899, il était porteur d'un *ictère* assez intense, se compliquant d'une coloration terreuse des téguments. Les mains, les avants-bras, les jambes étaient relativement indemnes.

Les *urines*, abondandes d'ailleurs (2 à 3 litres par jours), étaient très foncées, acajou, presque noires, avec un dépôt salin très abondant, et fournissaient une superbe réaction de Gmelin. Le sérum sanguin fournissait la même réaction.

Les *selles* étaient bien colorées, quelquefois même hypercolorées.

La *rate*, volumineuse, pointait jusqu'au niveau de l'ombilic.

Le *foie*, dur, lisse, uniformément hypertrophié, débordait les fausses côtes de deux travers de doigt. Il n'était pas douloureux. Il n'y avait ni *ascite*, ni *œdème des jambes*, ni circulation collatérale.

Deux choses surtout étaient prédominantes au point de vue fonctionnel : des crises de colique, des périodes d'abattement.

Les *crises de colique*, moins fréquentes pourtant qu'au début de la maladie, étaient extrèmement violentes et tout à fait ana-

---

(1) Jonnesco. — De la splénectomie. *Congrès de chirurgie*. Octobre 1899.

logues aux crises de coliques hépatiques par leur soudaineté d'apparition, leur caractère paroxystique et très douloureux ; mais elles siégeaient à gauche au niveau de la rate et non à droite au niveau du foie. C'était là le symptôme le plus pénible de sa maladie.

Les *périodes d'abattement* coïncidaient, ainsi que le malade l'avait lui-même remarqué, avec la diminution des urines. De temps à autre, pendant plusieurs jours, il était pris d'une lassitude générale, véritable aplatissement qui l'obligeait à garder le lit. Là, il s'enfouissait des heures entières sous ses couvertures, sans bouger, en chien de fusil, n'ayant pas le courage de prononcer une parole, comme dans un état de somnolence, quoique les yeux grands ouverts.

Le régime lacté et surtout la caféine le remontaient rapidement en faisant réapparaître la quantité des urines: Quand celles-ci réatteignaient leur taux habituel, le malade se levait, allait et venait, causait, gêné seulement par ses crises douloureuses.

Nous n'avons pas constaté de *fièvre* à cette époque.

L'appétit était médiocre. Les *selles* régulières et *colorées*.

L'*examen du sang* nous donna les résultats suivants :

N = 4.712.000.

B = 9.628.

Absence de rétraction du caillot.

Le diagnostic posé à cette époque fut : cirrhose hypertrophique biliaire à début splénique.

Parti à Vincennes, le malade disparut pour plusieurs mois. Il alla faire, en particulier, un séjour d'un mois et demi dans le service de M. Chauffard.

Il nous revint le 10 *février* 1900.

Il était dans une de ces crises d'abattement avec oligurie dont nous avons parlé plus haut. L'ictère s'était accentué. La rate et le foie avaient encore augmenté de volume. Les matières étaient hypercolorées, presque noires. Il n'y avait *pas de fièvre*. Le pouls était à 88. Nous constatons un signe qui nous avait sans

doute échappé à notre premier examen : les *doigts hippocratiques*. Il présentait aussi quelques bouquets *hémorroïdaires*
ayant saigné à différentes reprises. Le 16 *février*, amélioré par
le repos, le lait et la caféine, il se lève et va se promener dans
les jardins de l'hôpital.

Mais le 19 *février* survint une *hématémèse* d'une centaine de
grammes d'un sang noirâtre rendu par petites quantités. L'hématémèse se répéta plusieurs fois dans les jours qui suivirent,
s'accompagnant de méléna. Le malade s'affaiblissait à vue d'œil;
les hématémèses augmentaient d'abondance ; le 24 *février*, il
avait 36° 4 avec un pouls petit et rapide. Le 25 *février*, les hématémèses continuèrent et se compliquèrent de douleurs extrêmement violentes dans le ventre, qui le faisaient se contorsionner
dans le lit et pousser des cris. Il mourut à 3 h. 20 de l'après-
midi dans l'hypothermie (36°), après une agonie très douloureuse.

Autopsie. — *Aspect extérieur*. Ictère peu foncé, disparu
aux membres inférieurs et à l'abdomen. Pas d'éruptions cuta-
nées, pas d'ecchymoses, pas de purpura.

Conservation des masses musculaires et du tissu adipeux. Le
sujet n'est pas très amaigri.

Il s'écoule par le nez et par la bouche du sang très liquide
couleur lie de vin, non coagulé et n'ayant aucune tendance à se
coaguler spontanément.

*A l'ouverture de l'abdomen*, il s'écoule un peu de liquide as-
citique, fortement coloré en jaune ambré très foncé, 500 gramma-
environ.

La *rate* pointe vers le milieu de l'abdomen, descendant
jusqu'auprès de l'ombilic, malgré la position horizontale du
sujet. Elle est refoulée en bas par le foie, dont le lobe gauche
comble la loge supérieure de l'abdomen, jusque dans l'hypocondre gauche. Des adhérences nombreuses maintiennent la
rate en position : 1° au niveau de la paroi abdominale, au voisinage de l'ombilic, dans les points où a porté l'incision de la la-
parotomie ; 2° au diaphragme, en haut, à droite et à gauche ;

3º au foie, dont il est impossible de la séparer. Au cours de l'autopsie, en effet, nous avons, en enlevant le foie, entraîné un placard de parenchyme splénique qui est resté adhérent à la face inférieure de son lobe gauche sur une étendue d'une petite paume de main.

EXAMEN DES VISCÈRES. — *Poumons*. Emphysème des sommets et des bords antérieurs, congestion œdémateuse modérée des bords postérieurs.

*Cœur* normal, de volume moyen, teinté de vert par la bile sous l'épicarde. Pas de lésions valvulaires.

L'*aorte* est absolument saine et ne présente pas la moindre trace d'athéromie depuis les sigmoïdes jusqu'à sa bifurcation.

*Foie* gros, dur, lisse et vert. Poids : 2 kilos 070. Il n'y a pas beaucoup d'adhérences périhépatiques, sinon au voisinage de la rate. L'organe est absolument vert. Il n'est pas déformé et ne présente aucune bosselure.

La *vésicule* a des parois épaissies. Le péritoine péricystique est aussi épaissi et a contracté des adhérences avec l'intestin voisin. Elle ne renferme aucun calcul, mais une bile verte épaisse, abondante, qui la distend modérément. A la coupe du foie, les canaux biliaires paraissent épaissis, le parenchyme est entièrement vert, avec un piqueté blanchâtre. Le doigt ne le pénètre qu'à très grand'peine. Il ne s'écoule pas de sang à la coupe.

Les *ganglions* du hile, surtout ceux qui accompagnent le cordon fibreux de la veine ombilicale, apparaissent nombreux et hypertrophiés, variant du volume d'une noisette à celui d'une très grosse noix. Leur consistance est molle, leur parenchyme uniformément gris noirâtre, assez analogue en tous points (à part peut-être une fermeté moindre) au corps optostrié. Il y en a peut-être une quinzaine appendus au hile du foie.

Ils ne sont pas les seuls, car on en retrouve un grand nombre d'autres moins volumineux, il est vrai, tout le long de

l'aorte et dans le voisinage des reins. Il y a quelques petits
ganglions inguinaux et axillaires sous-cutanés mais pas volumineux (un petit pois), non empâtés, fermes.

La *rate*, énorme, pèse 1 kil. 900, y compris la poche vidée de
ses caillots, dont le poids n'est pas considérable, d'ailleurs, et
nous en parlons plus loin ; il est certain qu'à l'état vivant elle
devait être beaucoup plus volumineuse encore, étant donnée la
grande quantité de sang dont elle devait être gonflée et dont
elle est certainement débarrassée actuellement, sinon par
l'effet de la mort, du moins à cause des hématémèses multiples qui l'ont précédée.

Il ne s'agit donc pas, comme dans le cas de cirrhose hypertrophique de la rate que nous avons présenté à la Société
anatomique en 1899 (1), d'une hypertrophie lisse, uniforme.
Au lieu d'une rate plate, à contour circulaire, nous avons
affaire à une rate pointue, *effilée* aux deux extrémités, surtout
à l'inférieure. De plus, on voit à sa face externe de nombreuses
*bosselures* à surface lisse, les unes du volume et de la forme
d'un pois enchâssées dans le parenchyme, les autres plus con-
sidérables, de forme ovalaire, faisant saillie sous la capsule à
une hauteur de 1 centimètre au moins.

A la face interne de la rate, nous voyons une tumeur du volume du poing, fluctuante, ronde, qui se confond avec le vis-
cère. A l'ouverture, c'est une poche à paroi épaisse de 3/4 de
centimètre environ, doublée de dépôts fibrineux stratifiés, qui
renferme des caillots assez nombreux, cruoriques, peu consis-
tants. On voit nettement s'ouvrir dans la poche l'artère splénique, directement par inosculation. Il s'agit donc d'un anévrisme de l'artère splénique, provoqué par l'angiotripsie tentée
chirurgicalement quelque temps auparavant.

*A la coupe*, le parenchyme de l'organe apparaît mou et dif-
fluent ; c'est une véritable *boue couleur lie de vin* qui devient

(1) G. Milian. — Cirrhose hypertrophique de la rate. *Soc. anat. de
Paris*, avril 1899, p. 384.

rouge vif après exposition à l'air. Il faut pourtant faire remarquer qu'au niveau des bosselures précitées, le parenchyme splénique est loin d'être aussi altéré ; il est *ferme* et possède une coloration brun rougeâtre à la coupe immédiate. Il est facile de prélever à ce niveau des morceaux convenables pour l'histologie, tandis qu'ailleurs ils coulent comme du fromage passé.

Nous devons noter encore au niveau de cette rate trois ou quatre infarctus sous-capsulaires de couleur mastic, en rapport vraisemblablement avec des embolies parties de l'anévrisme.

Faisons, en terminant, cette remarque que les bosselures de la surface de la rate ne paraissent pas liées à la périsplénite ; elles ne sont pas entourées de tissu fibreux.

Ce n'est donc pas du parenchyme énucléé, mais au contraire des bosselures qui pourraient être interprétées comme *hypertrophie compensatrice* si l'histologie ne disait le contraire.

Les *capsules surrénales* adhérentes, l'une à la rate, l'autre au foie, sont déformées, étirées, peut-être hypertrophiées, mais leur parenchyme n'est pas modifié.

Les *reins* ne présentent rien d'anormal à signaler.

Le *pancréas* est un peu volumineux. Sa queue est adhérente à la rate.

Le *péritoine* est épaissi, chargé d'une graisse blanc jaunâtre mais beaucoup moins abondante que dans la cirrhose atrophique.

L'*intestin grêle* a une muqueuse grisâtre, sans dilatations veineuses. Celle-ci est de couleur analogue à celle des ganglions lymphatiques. Une multitude de petits points du volume d'une tête d'épingle parsèment ladite muqueuse.

L'*estomac* est rempli d'un sang couleur lie de vin, très fluide, sans caillots. La muqueuse ne présente pas de lésions apparentes.

L'*œsophage*, dans son tiers inférieur, montre des varices, d'ailleurs peu volumineuses, mais très évidentes. L'une d'elles, à 2 centimètres du cardia, porte une petite ulcération arrondie de la surface d'une tête d'épingle qui se dénonce elle-même par la goutte de sang très fluide qui s'en échappe. Cette ulcération est unique. L'estomac n'en présente pas non plus.

Il est certain qu'une si petite ulcération n'aurait jamais amené une hémorrhagie pareillement prolongée s'il ne s'était agi d'un hépatique, c'est-à-dire d'un homme dont le sang était dyscrasié.

Les *organes génitaux* ne présentaient pas de lésions apparentes, sauf une petite nodosité sous-cutanée de nature indéterminée à la face dorsale de la verge.

Le *système nerveux* n'a pas été examiné.

L'examen histologique a porté sur le foie, la vésicule biliaire, la rate, les ganglions. l'intestin, le pancréas, la capsule surrénale et le sang.

Le *foie* ne nous montre pas les plaques classiques de cirrhose découpées en jeu de patience qu'on a coutume de décrire dans les formes extrêmes de la maladie de Hanot ; il en présente pourtant les caractères essentiels : cirrhose porto-biliaire avec intégrité relative des régions sus-hépatiques, nombreux néocanalicules biliaires (nous employons ce terme consacré par l'usage, quoique inexact), et surtout péri-angiocholite très marquée. Les bandes de cirrhose sont littéralement infiltrées de lymphocites, particulièrement nombreux autour des canaux biliaires auxquels ils forment un véritable manchon cellulaire, qui l'infiltre de dehors en dedans jusque sous l'épithélium de la muqueuse qu'ils soulèvent. Ailleurs, les infiltrats embryonnaires semblent indépendants et développés dans les espaces inter-conjonctifs qu'ils écartent. Mais il est possible que le canal biliaire voisin n'ait pas été intéressé par la coupe.

Les bandes de cirrhose revêtent de préférence la forme annulaire, elles bouleversent complètement l'architecture du foie dont le parenchyme se trouve considérablement réduit. Les cellules hépatiques sont, pour la plupart, infiltrées d'un pigment jaune verdâtre, insensible à la réaction du fer par le ferro-

cyanure de potassium et l'acide chlorhydrique, et qui est vraisemblablement du pigment biliaire. On trouve d'ailleurs, de place
en place, quelques petits calculs microscopiques dans les cana-
licules biliaires. Les capillaires sanguins sont envahis par un
grand nombre de lymphocytes, au point qu'on pourrait croire à
un foie leucémique, si l'on ne tenait pas compte des bandes de
cirrhose. Enfin, nous n'avons pas trouvé de figures d'hypertrophie compensatrice dans la région que nous avons examinée.
La *vésicule biliaire* a une paroi épaissie, envahie par des bandes de sclérose, surtout au niveau de la muqueuse dont l'épithélium est desquamé.

La *rate* offre aussi des bandes de cirrhose volumineuses par
hypertrophie des tractus conjonctifs normaux de la charpente.
Le réticulum lui-même est fortement épaissi et sclérosé. Les
glomérules et les cordons de Malpighi sont étouffés par cette
sclérose, et ce n'est qu'avec peine qu'on parvient à en retrouver
des traces. Il est bien difficile de dire à quoi attribuer l'hypertrophie de l'organe.

Les infarctus qu'on y rencontre son complètement nécrosés.
On ne trouve pas trace de pigments dans les mailles de la
pulpe, ce qui contraste avec ce qu'on trouve dans les ganglions.

Les *ganglions lymphatiques* nous montrent des lésions
identiques à celles décrites par Bezançon dans les cas d'adénomégalie relatés par Gilbert et Fournier : épaississement
scléreux de la capsule et surtout du réticulum ; bandes scléreuses pénétrant le ganglion ; dilatation des voies lymphatiques encombrées de pigment et de cellules volumineuses, gros
mononucléaires sans doute, infiltrées aussi en bloc d'un pigment ne présentant pas la réaction du fer. Les sinus périphé-
riques sous-capsulaires en sont dépouvus. Absence de polynucléaires. Intégrité des follicules.

*Intestin* : infiltration de la muqueuse par des cellules embryonnaires. Pas d'hypertrophie des follicules clos ni de lésions glandulaires.

*Pancréas* : nécrose complète ou presque complète des éléments nobles de l'organe, dont les cellules ont un protoplasma trouble, souvent vacuolaire, se colorant à peine, et dont le noyau ne peut être mis en évidence. Il est possible qu'il s'agisse ici de lésions cadavériques.

La *capsule surrénale* et le *sang* ne nous ont pas paru présenter de lésions appréciables.

*Analyse d'urines* faite dans le service de M. Chauffard, le 9 novembre :

Vol. 1 litre. Réaction alcaline, D. 1014.

Urée, 10,24.

Acide urique, 0,19.

Chlorures, 8,19.

Phosphates, 1,09. Absence d'indican, d'urobiline, de mélanum.

Pigments et résines biliaires. Glycosurie alimentaire.

Glausurie intermittente.

*Examen du sang* :

| 9 novembre | 15 novembre | 11 décembre |
|---|---|---|
| | Hémog. $= 80$ p. 100 | Hémog. $= 60$ p. 100. |
| Hémoglobine 70 p. 100 | G R $= 3\,906\,000$ | G R $= 3\,50\,3\,000$ |
| Glob. rouges 3.100.000 | G B $= 6797$ | G B $= 12.825$ |
| Globules blancs 8.029 | P $= 80$ | |
| | M $= 9$ | |
| | I. $= 10$ | |
| | E $= 1$ | |

*Au point de vue anatomique*, nous voulons faire remarquer :

L'*adénomégalie généralisée* signalée déjà par Gilbert et Fournier dans la cirrhose hypertrophique biliaire avec ictère (1). Les lésions observées au microscope sont absolument superposables dans ces ganglions à celles décrites par Bezançon dans les cas de M. Gilbert. Le pigment, dont la nature n'a pas

(1) Gilbert et Fournier. — De l'adénomégalie dans la cirrhose biliaire. *Soc. biol.*, 28 mai 1898.

été déterminée par Bezançon, nous paraît être du pigment biliaire ; en tout cas, il ne s'agit pas de pigment sanguin, car la
réaction au ferrocyanure de potassium et au sulfhydrate d'am-
moniaque est négative.

L'*importance de cette hypertrophie splénique* (1.900 gr.)
presque égale à celle du foie (2.070 gr.)

Les *lésions de la rate*, encore peu étudiées jusqu'ici, et qui
se caractérisent surtout par de la sclérose avec étouffement des
glomérules et des cordons de Malpighi. On n'y trouve pas de
pigment biliaire.

Il est intéressant enfin *d'opposer l'état des ganglions à celui
de la rate*, car si les premiers ont conservé leurs follicules
clos, c'est-à-dire leurs éléments nobles et servent à l'élimination
de la bile accumulée et peuvent être considérés par suite comme
en état de réaction défensive, il n'en est pas de même de la rate
sclérosée avec destruction des glomérules éléments nobles et
dépourvue de pigment biliaire, en voie d'élimination. Cela
semble prouver que l'hypertrophie splénique n'est pas (du
moins dans ce cas) comme on l'a pu dire, une hypertrophie
compensatrice, car loin d'y constater une hyperplasie fonctionnelle, on y trouve de l'atrophie cellulaire.



*Cirrhose hypertrophique biliaire* (Landrieux et Milian).

3 mars 1900. — B... Gustave, 23 ans, fumiste, 9, impasse du
Puits (rue Rébéval, boulevard de la Villette).

A. H. — *Père* inconnu.

*Mère* morte à 66 ans le 28 janvier dernier d'une congestion
pulmonaire.

*Sœur* de 33 ans bien portante.

*Frère* mort empoisonné (suicide).

A. P. — Nie toute syphilis ou blennorrhagie. Nie tout antécédent alcoolique, n'en présente aucun signe d'imprégnation. Assez sincère d'apparence.

*Gastrite* à l'âge de 17 ans survenue à Paris sans cause apparente (ni indigestion, ni excès de poisson, de fruits, etc.) avec fièvre, vomissements, diarrhée. La fièvre était vive, il vomissait tout ce qu'il prenait, la diarrhée était jaune, très fétide. Ces accès de gastrite revinrent à plusieurs reprises, ils duraient une quinzaine de jours et cessaient progressivement, et complètement. Le malade vint une fois à Lariboisière où on lui dit qu'il avait une gastrite chronique et resta quinze jours dans un service. La dernière attaque de gastrite qu'il eut fut le jour de son tirage au sort. Il était au lit et dut se lever pour aller chercher son numéro.

Il partit néanmoins au régiment, fut bien portant pendant la première année, mais à l'arrivée des jeunes soldats, au bout d'un an de séjour par conséquent, la maladie actuelle se déclara.

A cette époque, ils fut pris de douleurs dans le ventre au-dessus de l'ombilic qui l'obligeaient à se coucher en deux et l'empêchaient de marcher. Il rentra à l'infirmerie avec une diarrhée jaune, des vomissements alimentaires, un peu de jaunisse ; le major lui déclara qu'il avait une congestion du foie. (Ventouses, lait, purgations, calomel.) Il resta trois semaines à l'infirmerie ; puis deux mois à l'hôpital.

Vient à Paris en convalescence étant encore jaune, y reste un mois et a encore de la diarrhée, puis va à l'hôpital militaire rue des Récollets, toujours jaune, toujours un peu diarrhéique.

Enfin il retourne au corps ; on l'y réforme et il revient chez lui le 5 juillet 1899.

Depuis cette époque, il n'a pu travailler, s'est fait soigner chez lui, puis à Lariboisière à plusieurs reprises.

Il vient en janvier 1900 dans le service du docteur Landrieux où nous avons constaté déjà l'hypertrophie du foie, de la rate, l'ictère, la fièvre à violents accès vespéraux. Le sang fut examiné au point de vue parasitaire à ce moment dans l'intervalle d'un accès. A cette date il se plaignait de *douleurs* de chaque côté du thorax, surtout à l'occasion de la marche et *d'étouf-fements* après manger. L'appétit était excellent, les aliments passaient bien, pas de vomissements, deux ou trois selles chaque jour décolorées comme du mastic. Il n'y avait pas de diarrhée. L'ictère était modérément foncé, jaune verdâtre. Les doigts légèrement hippocratiques.

Il a eu du prurit au moment de sa convalescence à Paris, mais celui-ci n'avait pas persisté .

A l'examen des viscères nous constations :

*Poumons* intacts dans toute la hauteur en avant comme en arrière.

*Cœur*, peut-être souffle systolique à la pointe.

*Pouls* régulier, assez fort, 88.

*Foie* énorme, 22 cm. environ sur la ligne mamelonnaire. Hypertrophie lisse uniforme paraissant porter surtout sur le lobe gauche.

Pas de sensibilité à la palpation. Ampliation considérable du thorax. Cette ampliation de la base du thorax se voit à travers les vêtements.

*Rate* difficile à déterminer à cause de sa confusion possible avec le foie. Paraît aussi élargie qu'augmentée en hauteur et semble ainsi mesurer une quinzaine de centimètres de matité dans tous les sens.

*Langue* rouge vif à la pointe et sur les bords

*Estomac* rien à signaler.

Pas *d'ascite*, pas *d'œdème*.

*Légère circulation* collatérale des deux côtés.

*Amaigrissement notable* des *masses musculaires.*

*Traces de* prurigo pigmentées sur les membres inférieurs.

*Urines* un litre et demi à deux litres par jour, couleur acajou. Réaction de Gmelin dans les urines.

*Matières fécales* un peu jaunâtres presque complètement décolorées.

S'alimente comme tout le monde plus un litre de lait.

Diagnostic porté : *Cirrhose hypertrophique biliaire.*

*Deuxième séjour à l'hôpital* du 9 avril 1900 au 6 mai 1900.

Etat stationnaire : foie toujours très gros, ictère foncé ; les matières fécales sont gris jaunâtre, un peu liquides ; la fièvre est beaucoup plus marquée qu'au premier séjour.

La quantité minima est toujours de un litre et demi à deux litres.

Il sort de l'hôpital le 6 mai et revient ensuite pendant 48 h., à la date du 25 mai, temps pendant lequel on pratique l'analyse complète des urines ci-jointe faite par M. Lecacheux, interne en pharmacie de M. le docteur Landrieux.

*Analyse d'urines faite par M. Lecacheux* :

Volume des 24 heures 1700 cm³

Couleur rougeâtre.

Aspect un peu trouble.

Dépôt faible.

Agitation : mousse abondante et persistante.

Densité à 15° = 1013.

Réaction franchement acide.

*Eléments normaux* :

Acide urique par la méthode pondérale : 0 gr. 26 par litre.

Après précipitation de 24 heures en présence de HCl : 0 gr. 442 par 24 heures.

Urée (méthode volumétrique après décomposition à l'hypobromite) : 6 gr. 5 par litre, 11 gr. 05 par 24 heures.

Chlorures (méthode volumétrique à l'azotate d'argent après destruction des matières organiques en présence de l'azotate de potasse) en :

    Chlorure de sodium : 2 gr. 73 par litre, 4 gr. 64 par 24 heures.

    Phosphates en acide phosphorique anhydre : 0 gr. 85 par litre, 1 gr. 44 par 24 heures.

*Eléments anormaux* :

Pas d'albumine. Pas de sucre. Présence d'acétone.

Réaction de Gmelin.

*Troisième séjour à l'hôpital* du 6 juin au 1ᵉʳ juillet.

Il y a une notable aggravation dans l'état du malade. A la date du 24 juin, le foie est manifestement diminué de volume et l'ampliation thoracique est par suite moins évidente. Lui-même se félicite de ce qu'il est devenu moins gros et con-sidère cela comme un signe d'amélioration, quoi qu'il se trouve moins bien. L'*ictère* persiste toujours aussi foncé et les urines sont toujours aussi riches en pigments.

Mais, ce qui l'amène à l'hôpital, ce sont des *douleurs articu-laires* avec gonflement des jointures survenues depuis quelque temps. Il se plaint de douleurs spontanées crampoïdes dans les jambes surtout au niveau des tibio-tarsiennes et aussi dans les poignets ; elles s'exagèrent par la pression ainsi qu'à l'occasion des mouvements de la marche.

Les articulations atteintes sont les *genoux*, les tibio-tarsiennes et les poignets, les autres sont indemnes.

Aux tibio-tarsiennes et aux poignets, il y a *élargissement* du membre, sans rougeur ni œdème de la peau, ce qui lui donne une physionomie assez spéciale. Au genou, il y a un gonflement des culs-de-sac synoviaux qui déforme complète-ment la région. Il y a évidemment là du liquide en grande abondance ; on y produit le choc rotulien avec la plus grande netteté, car à cause des variations de volume du liquide, les téguments ne sont pas extrêmement distendus. La douleur n'est pas provoquée par la pression des interlignes articulaires, mais au contraire à la pression de l'os. C'est ainsi que les mal-léoles internes immédiatement sous-cutanées sont très sensi-bles. La douleur à la pression existe de même à une certaine distance des articulations, au niveau des os, face interne du tibia, fémur, radius, cubitus. Les nerfs ne sont pas doulou-reux à la pression, le sciatique en particulier.

On remarque par la radiographie l'élargissement latéral du poignet et l'augmentation des parties molles, tandis que le squé-lette lui-même ne participe pas directement au processus.

A côté de ces déformations articulaires, notons *l'hippocra-*

*tisme* marqué des deux mains. Les orteils eux-mêmes sont atteints de cette même déformation (élargissement de la phalangette, incurvation de l'ongle en verre de montre) avec prédominance sur le gros orteil, ainsi que sur le deuxième et le troisième.

En même temps que ces arthropathies, il est facile de constater que le tissu cellulaire sous-cutané est le siège d'un assez grand nombre de ganglions, absolument comparables aux adénomégalies viscérales. Il y en a surtout toute une série à la région cervicale postérieure, tout à fait comme à la période secondaire de la syphilis. Un d'entre eux situé à la partie latérale gauche sur le bord postérieur du sterno-mastoïdien est plus volumineux. Il y a aussi des ganglions en avant du bord antérieur du sterno-mastoïdien, mais beaucoup plus petits et analogues à ceux de la micropolyadénopathie tuberculeuse. Il y a encore quelques ganglions axillaires, inguinaux, surtout du groupe longitudinal fémoral, mais il n'en existe pas de sus-claviculaires ni d'épitrochléens. Il a eu une petite *épistaxis* ; la *gencive* supérieure est saignante à la sertissure des dents. Il est apparu depuis peu des taches nœviformes, assez volumineuses, sur la face et le cou.

La voix est cassée.

La *fièvre* est toujours marquée, mais « il ne la sent pas ». Il est d'un optimisme remarquable et ne se rend pas du tout compte de la gravité de son état.

Les *poumons* sont intacts du sommet à la base. Le nombre des respirations est de 20 à la minute.

Le *pouls* est régulier, bat 82 pulsations à la minute. La tension artérielle est de 16, le malade étant assis.

Le 1er juillet, le malade qui s'ennuyait à l'hôpital. sort sur sa demande malgré son état peu encourageant. Les jointures sont toujours enflées et même elles le sont davantage qu'au jour de son entrée. Les poignets en particulier se sont considérablement élargis, il était presque possible de les voir grossir à vue d'œil, on le constatait du moins du jour au lendemain.

Le *11 octobre 1900*, le malade revenu depuis le 5 octobre à l'hôpital, est abattu, très fatigué et souffre de plus en plus de ses articulations. Celles-ci sont très augmentées de volume. L'hippocratisme des doigts, l'élargissement des poignets se sont encore accentués. Les genoux surtout le droit sont remplis de liquide.

L'*ictère* est toujours foncé, bien vert.

Les *urines* sont abondantes, franchement bilieuses.

Le *foie* ne déborde plus les fausses côtes que de deux travers de doigt. Il ne fait plus à l'épigastre cette saillie globuleuse qui en imposait tout d'abord pour un kyste hydatique.

La *rate* est toujours aussi grosse.

Pas d'ascite.

Les *poumons* présentent quelques râles secs assez gros à l'inspiration à la base gauche.

Au *cœur* souffle mésosystolique de la région préventriculaire gauche.

La *température* a toujours les irrégularités de son dernier séjour. Mais, jamais, pendant les accès de fièvre, il n'a de frissons. Enfoui sous ses couvertures, il reste somnolent et abattu, immobile pendant des heures entières en plein jour.

La *voix* est toujours enrouée, cassée.

La *langue* est nette, l'appétit conservé.

*Le 21 octobre 1900* le malade est en hypothermie. Le matin à 7 h. 1/2, l'infirmier lui trouvait 36º4 de température rectale ; à 10 heures du matin, il a 35º5 sous nos yeux, Le pouls est régulier, mais faible quoique ample. Il y a 70 pulsations à la minute ; la tension artérielle est de 12 1/2 et même 11. Une prise de sang faite à ce moment me donne très facilement beaucoup de sang ayant peu de tendance à la coagulation. Celle-ci n'est obtenue sur lame qu'au bout de 30 minutes.

*Le 24 octobre 1900* et les jours précédents, B... a traversé une crise sérieuse d'hypothermie avec abattement et somnolence, il restait continuellement au lit, enfoui sous ses couvertures ; il parlait avec une extrême lenteur quand on l'interrogeait et de sa voix toujours enrouée.

Cette période d'abattement, analogue à celles déjà observées chez le malade présenté cette année à la Société Médicale, a coïncidé nettement avec une augmentation de l'ictère qui est devenu plus foncé tandis que les urines étaient presque noires et diminuées. Pendant ce même temps, il est manifeste que le foie a diminué de volume. La langue est rouge, vernissée, sèche.

*Le 25 octobre* il y a une amélioration notable des urines qui coïncide précisément avec une élimination triplée des urines, bien moins foncées, presque normales tandis qu'elles étaient naguère noires comme de l'encre. La torpeur a diminué et le malade se lève.

*Le 31 octobre* l'urine des 24 heures est de un litre et demi. Il y a 6 grammes 78 d'urée par litre.

*Le 2 novembre* urine de 24 heures, 1 litre.

Urée 8 gr. 965 par litre.

*Le 4 novembre* le malade est de nouveau en hypothermie. La température rectale est de 34°7 prise à plusieurs reprises. La somnolence, l'apathie sont toujours grandes. Il ne se lève plus guère sauf pour aller aux cabinets. La diarrhée le tient depuis deux jours. Il a eu hier un vomissement d'apparence fécaloïde qu'il attribue à l'élixir parégorique qu'on lui a donné contre sa diarrhée. Le pouls est lent : 60. La tension artérielle : 10. La température périphérique est de 6/10 au dessous de la température rectale.

Le *foie* continue à diminuer de volume ; l'abdomen devient de plus en plus flasque de ce fait.

Les *matières* loin d'être décolorées sont vertes de bile.

L'*ictère* est toujours intense.

Le malade ne se rend nullement compte de la gravité de son état, mais vu son état d'infirmité, il demande qu'on l'envoie dans une maison de retraite.

*13 novembre*, somnolence. Pouls = 88. TA = 10 1/2 bien que le pouls paraisse tendre et bondissant.

Une intermittence de temps en temps. Souffle mésosystolique dans la région aortique.

Articulations toujours gonflées et douloureuses.

*15 novembre* le malade se plaint toujours beaucoup de ses jointures, surtout la nuit au point qu'il ne peut dormir.

Le talon présente un élargissement péricalcanéen comme dans le rhumatisme blennorrhagique.

*Le 6 décembre* le malade a quelques hémorrhagies gingivales. Il est dans la somnolence, presque subcomateux. Son état général s'altère, son intelligence et sa connaissance disparaissent peu à peu, il est évident qu'il décline fortement et le 9 décembre à 9 heures du matin on le trouve mort dans son lit.

Autopsie n° 703.

*Aspect extérieur* :

Ictère très foncé ; la déformation des doigts et des articulations persiste. Sang aux commissures labiales. Pas de purpura.

*Ouverture du ventre* :

*Ascite* quatre à cinq litres au moins, roussâtre, bouillon sale avec quelques traînées fibrineuses qui pourraient faire supposer qu'il y a eu infection.

Le *foie* ne déborde pas très notablement les fausses côtes. Il apparaît noirâtre comme de l'ardoise. La *rate* ne se voit pas de prime abord.

*Poumons*, congestion intense de haut en bas des deux côtés. Pas de pleurésie. Pas d'adhérences.

*Cœur* petit, normal d'aspect. Pas de péricardite, pas de lésions valvulaires.

L'*aorte* est souple et saine dans toute son étendue du cœur à sa bifurcation. Sa tunique interne est teintée en jaune verdâtre par la bile.

*Ganglions* du médiastin supérieur nombreux et volumineux

tandis que les ganglions trachéo-bronchiques n'ont pas, à proprement parler, subi d'hypertrophie.

*Les ganglions* de la petite courbure de l'estomac sont au nombre de dix environ hypertrophiés et noirâtres, analogues à des capsules surrénales. C'est certainement la région ganglionnaire la plus atteinte; mésentère, région prélombaire possèdent une multitude de ganglions ainsi que la région cervicale et les aines.

*Foie* hypertrophié, mais a certainement diminué depuis l'entrée du malade à l'hôpital, poids 2480. Noir d'ardoise, il apparaît bigarré à la coupe, dur, sclérosé. Pas de périhépatite, pas de granulations, surface absolument lisse.

*Vésicule biliaire* peu volumineuse sans périhépatite, pas d'adhérences au foie en dehors du méso. La paroi est un peu épaissie. Il y a de la bile verdâtre dans sa cavité. Pas de calculs.

*Rate* hypertrophiée, molle, couleur betterave, poids : 830, aplatie sans périsplénite, a certainement aussi diminué de volume.

*Œsophage* sain, pas de varices.

*Estomac.* Rien d'anormal. Pas de varices. Pas d'ulcérations, glaires à sa surface.

*Intestin.* Abondantes glaires à sa surface, par place petites élevures phlycténoïdes avec sérosité citrine. Les valvules conniventes paraissent épaissies, œdémateuses. Il n'y a pas d'altérations spéciales du duodénum. Il semble qu'il y ait par place des ulcérations cicatrisées.

*Le pancréas* est volumineux, P. = 120, dépourvu de queue. Il semble un peu sclérosé et possède sa lobulation normale.

*Capsules surrénales,* aspect normal.

*Reins* un peu volumineux, mais sains, jaunâtres. Poids = 220.

*Corps thyroïde* gros et dur.

Dans la *région prélombo-sacrée* épaississement péritonéal et du tissu cellulaire rétro-péritonéal, en même temps qu'il y a des ganglions dans la masse.

Au devant de la colonne lombaire, le *canal thoracique* flanqué de ganglions me paraît dilaté.

*Cerveau.* Protubérance, bulbe intact. *Dure mère* couleur verte par la bile.

*Articulation du genou*, extrémités osseuses, normales, pas d'élargissement, la synoviale articulaire est intacte, non épaissie, infiltrée de bile verte au niveau de l'os. Mais au niveau des culs-de-sac, elle est gélatiniforme, infiltrée de sérosité visqueuse, jaune verdâtre, et les tissus périarticulaires sont eux-mêmes infiltrés. C'est à cette disposition pathologique qu'est dû l'élargissement des extrémités articulaires et non à l'hypertrophie osseuse. Il en est vraisemblablement de même pour les extrémités onguéales des doigts. Les ligaments croisés de l'articulation du genou sont aussi œdémateux. Dans l'articulation, il y avait un liquide visqueux peu abondant, analogue à celui retiré par ponction du vivant du malade.

Observation III (personnelle).

*(Prise dans le service du docteur Landrieux).*

*Cirrhose hypertrophique biliaire.*

K...., âgé de 35 ans, journalier.

A. H. — Père et mère encore vivants, bien portants, treize frères et sœurs dont cinq vivants. Les autres sont morts d'accident ou de la variole. Les autres n'ont pas de jaunisse. Le malade est assez inintelligent et ce renseignement perd dès lors de sa valeur.

A. P. — Pas de maladie antérieure. Pas de syphilis. Il y a six ans, travaillant dans une fabrique de cuivres, il fut pris d'une *diarrhée* verte très violente qui l'obligea à cesser cette occupation. Cette diarrhée dura trois semaines.

Depuis *deux ans, son ventre grossit* et il a même consulté une fois un médecin à ce sujet. Ce médecin lui a demandé s'il n'était pas allé aux pays chauds. Au dire du malade il n'a la jaunisse que depuis trois mois. *Il a maigri de 15 kilogr.* C'est tout ce que l'on peut obtenir comme renseignements.

*Actuellement.* Ictère pas très foncé mais franchement vert.

*Décoloration complète des matières fécales.*

*Foie* énorme, bilobé. Le lobe gauche est tellement saillant au niveau de la paroi qu'on croirait à un kyste hydatique. Mais il est facile de constater que toute cette masse est d'un seul tenant. Le parenchyme est dur, sans bosselures. Le bord est tranchant.

La division en deux du foie est certainement due à la présence du ligament falciforme qui ne se laisse pas facilement distendre.

Le lobe gauche empiète sur l'hypochondre gauche et descend auprès de l'ombilic.

Le lobe droit descend à trois travers de doigt de la crête iliaque.

La ligne de matité supérieure du foie est au niveau du mamelon. Nous avons là réellement un foie énorme.

*La rate* est elle-même grosse, hypertrophiée en longueur surtout. Elle déborde de trois travers de doigt. Elle est ferme.

Le diagnostic de maladie de Hanot paraît indubitable bien qu'on ait pensé un instant à un cancer ou à un kyste hydatique. Il y a en effet d'autres petits signes qui le viennent confirmer : des *adénopathies cervicales* postérieures multiples, petites, non douloureuses ainsi que d'autres inguinales, épitrochléennes. Les axillaires n'ont pas été recherchées.

Il y a un certain degré *d'hippocratisme* des phalangettes.

Enfin il y a de la *fièvre* aux environs de 38°.

La langue est rouge et sèche.

*Autres appareils :*

*Poumons,* intégrité parfaite sauf peut-être base gauche où existent quelques râles.

*Cœur*, violent souffle mésosystolique pulmonaire se propageant vers la clavicule *gauche*, ne disparaissant pas dans la station assise.

Pouls = 92, T. A = 13 1/2.

*Troubles oculaires.* Pas de diminution de l'acuité ni du champ visuel mais héméralopie très marquée.

*7 novembre 1900.* — Analyse d'urines (Fraquet) :

Quantité, un litre : pas d'albumine, pas de sucre ; cryoscopie, 1.74.

Urée, 34.56

Urines extrêmement foncées, presque noires, alors que l'ictère, d'un jaune safran un peu vert, ne l'est pas énormément.

Il est intéressant de savoir s'il y a de l'insuffisance hépatique. Or l'analyse d'urine montre le contraire. L'urée est normale.

*13 novembre.* — Ce malade a depuis quelques jours des variations dans son ictère et dans la quantité des urines. En effet, l'ictère est devenu moins foncé en même temps que les urines sont plus abondantes et plus claires. A certains jours, elles étaient très noires, maintenant elles sont rougeâtres et à la dose de 2 1/2 à 3 litres par jour.

En *même temps* que cette crise urinaire nous constatons aujourd'hui une *augmentation énorme dans l'hypertrophie du foie.*

Le lobe droit participe à l'hypertrophie au même titre que le gauche et semble faire une tumeur considérable à l'étage supérieur de l'abdomen. Le foie est, en même temps, très sensible à la pression.

P = 72 régulier — T.A = 13.

*24 novembre.* Depuis quelques jours diarrhée abondante et fréquente. « Je ne fais que de l'eau ».

Il me montre un liquide jaune serin où nagent des grumeaux analogues à des grumeaux de farine colorés également en jaun

*8 février 1901.* Le malade, sur notre demande, vient nous voir aujourd'hui. Il se trouve bien mais pourtant ne s'est pas remis au travail depuis sa sortie de l'hôpital. Il y a 13 jours, il reprit sa besogne, gardien du sentier du Sacré-Cœur, et il passe ses journées dans une petite cabane auprès du feu.

L'*ictère* persiste toujours franchement vert.

Les *matières fécales* au dire du malade sont franchement décolorées comme du mastic et en permanence. Il n'a plus de diarrhée depuis longtemps. Les *urines* sont foncées et abondantes. Il raconte qu'il urine énormément jusqu'à six litres par jour, que, de temps à autre, la quantité en diminue en même temps que ces urines deviennent plus foncées. C'est dans ces périodes d'oligurie et d'hypercoloration des urines que le malade va moins bien.

Pas *d'albumine*.

Pas *de sucre*.

Réaction *de Gmelin*.

*Poumons*, inspiration rude, quelques roncus surtout à gauche vers le sommet.

*Cœur*, souffle mésosystolique dans la région préventriculaire gauche et prépulmonaire. P = 72 régulier — T. A = 17.

*Foie* toujours très gros, bombe et écarte le rebord des côtes. Il semble cependant qu'il ne s'applique plus aussi nettement contre la paroi thoracique. Il n'est jamais douloureux spontanément à la pression.

*Rate* toujours hypertrophiée mais pas considérable.

La *voix* est cassée, voilée.

*Rhumatisme biliaire* : Depuis 8 jours il a vu enfler, en même temps et sans douleur, un grand nombre de jointures. Peut-être la reprise de son travail y est-elle pour quelque chose.

Et l'on voit en effet les deux tibio-tarsiennes, les deux genoux, les poignets surtout le droit enflés et avec hydarthrose. Elles ne sont *nullement douloureuses*. Hippocratisme marqué des doigts et des gros orteils. Rien aux autres articulations.

Œdème mou de la partie inférieure des jambes.

*Fait important* : Il y a exagération des réflexes rotuliens et trépidation épileptoïde.

*Langue humide*, très belle. Appétit très bon, mangerait plus qu'à l'état sain « s'il n'avait pas peur d'être bourré ». Boit *deux litres de lait, un litre Vichy*, pas de vin ni bière, rien autre, ni café. Mange soupe avec son lait ou grasse, pain, un peu de viande, mais légumes tous les jours, carottes surtout. Il sent que le vin et l'alcool lui font mal : le lendemain « j'urine tout rouge et presque pas ».

*22 février.* — Le malade allait très bien, mais depuis trois jours il tousse (en passant : sa voix est toujours très voilée), et son urine est beaucoup plus foncée et diminuée de moitié comme quantité, quoique encore abondante.

Il urine beaucoup, mais il dit qu'il urinait déjà beaucoup avant d'être malade et buvait deux litres de vin par jour. Il n'a pas une sensation de soif exagérée sinon depuis ces deux ou trois jours où la quantité des urines est diminuée, il a toujours soif. Il est vrai que depuis ce temps il a la diarrhée. Il boit deux litres de lait et 1/2 d'eau de Vichy.

Excellent appétit : outre le lait, une livre de pain avec un peu de beurre, un potage au vermicelle, des carottes, très rarement de la viande. Il mangerait bien davantage, mais il se retient parce que ça le bourre. « Il y a des moments où je crois que je mangerais tout le temps. »

Matières toujours blanches. Langue bien humide.

A *la base gauche*, en arrière râles secs à la fin de l'inspiration qui semblent des frottements. Il a eu un point de côté hier très fort et qui persiste moins fort aujourd'hui et l'empêchait hier de tousser et de respirer.

P = 88; T.A = 18. Pouls fort et ample.

*22 février 1901.* — Urines :

Quantité = 1.600 grammes.

Traces d'albumine à chaud.

Liq. de Fehling = coloration vert prairie à chaud, passe à la purée de pois par le refroidissement avec fin précipité roux au fond du tube.

*Chauffée avec HCl* : teinte noire, qui reprise par le chloro-

forme donne dans le chloroforme une coloration violette typi-
que de l'*indicanurie*, tandis qu'au-dessus reste le noir.

*Urée* 19-51 par litre, c'est-à-dire 31 gr. 21 par 24 heures.

Analyse complémentaire faite par M. Fraquet.

$$
\begin{array}{lll}
D & = & 1.023 \\
\text{Urée} & = & 19 \ \text{gr.} \ 21 \ \text{par litre} \\
\text{Phosphates} & = & 1 \ \text{gr.} \ 40 \quad — \\
\text{Chlorures} & = & 13 \ \text{gr.} \ 275 \quad —
\end{array}
$$

*29 mai 1901.* — Bon état général, ictère un peu moins pro-
noncé. mais réellement bien manifeste que dans les parties su-
périeures du thorax en avant et en arrière, ganglions multiples
cervicaux, épitrochléen droit, inguinaux, axillaires.

Enorme hypertrophie *du foie* formant une véritable tumeur
globuleuse plus grosse que la tête entre l'ombilic et le creux
épigastrique et paraissant surtout développée au dépens du
lobe gauche. Il semble, en effet, qu'on perçoive très nettement
l'incisure cholescistique. Pas de douleur à la palpation.

*Rate* énorme remontant jusqu'à la base de l'aisselle, circulation collatérale médiane de chaque côté de l'ombilic. Pas
d'ascite même minime.

*Veines* des membres supérieurs très dilatées, tandis qu'il
n'y a rien aux membres inférieurs à part l'œdème péri-tibio-tar-
sien. Rhumatisme biliaire identique mais non douloureux à
part sensation de lourdeur.

*Poumons* intacts sauf quelques râles secs aux deux bases
surtout à droite et en avant.

*Cœur*, souffle systolique pulmonaire très localisé.

Pouls = 84, fort et régulier.

T. A = 17-5.

Le malade me rapporte qu'il a eu des épistaxis très nombreuses et très abondantes la semaine dernière, et qui n'ont
cessé que depuis deux ou trois jours ; ceci nous expliquerait la
coagulabilité plus grande de son sang aujourd'hui 29 mai.

L'hypertrophie épigastrique est devenue tellement prédominante que je me demande s'il ne s'agit pas de la rate plutôt que du lobe gauche du foie d'autant plus que ce malade résiste admirablement, n'a que très peu d'ictère et présente beaucoup, de ganglions.

OBSERVATION IV.

(Par MM. E. Parmentier et Castaigne).

*Ostéo-artropathie et cirrhose hypertrophique biliaire.*

Marq... (Paul), âgé de 23 ans, entre le 19 juillet 1900 à l'hôpital Beaujon. Ses parents sont encore vivants et, paraît-il, très bien portants.

Il a eu trois frères : l'un est mort à 13 ans, probablement d'une méningite ; les deux autres sont en très bonne santé. Aucune tare hépatique n'a pu être retrouvée parmi ses ascendants ou les collatéraux.

Jusqu'à la maladie actuelle, les antécédents morbides se résument en une rougeole contractée à l'âge de 10 ans. Il n'est ni syphilitique, ni alcoolique. Très sobre, il ne prend que du lait et de l'eau minérale pour toute boisson depuis plus de trois ans. Enfin, il n'est pas suspect de paludisme. Jusqu'à l'âge de 12 ans il a habité, dans la Haute-Loire, un village du nom de Paulaguet, qui est à 500 mètres d'altitude ; ensuite il a demeuré dans le même département à Allègre, qui est situé à 600 mètres d'altitude ; dans ces deux pays la fièvre paludéenne est absolument inconnue.

Depuis l'âge de 17 ans, il habite alternativement Paris et Allègre. Elevé au sein par une nourrice, il fut très gros jusqu'à l'âge de trois ans, mais rien ne permet de soupçonner chez lui le rachitisme, car il commença à marcher de bonne heure (13 mois); il a reçu une instruction élémentaire au-dessus de la moyenne, il s'exprime très correctement et très facilement, il écrit avec aisance sans faire de fautes d'orthographe ; en somme, il est, intellectuellement, très bien développé.

Le *début des accidents actuels* semble remonter à l'âge de 17 ans ; le malade aurait eu, à ce moment, des *troubles gastro-intestinaux* très marqués consistant en pesanteur et brûlure au creux de l'estomac après les repas, anorexies, crises diarrhéiques alternant avec de la constipation.

A peu près à la même époque, le malade eut des *épistaxis* très abondantes ; pendant un mois environ, ces épistaxis se répétèrent deux ou trois fois par jour et furent souvent très difficiles à arrêter ; puis elles disparurent spontanément, sans que le malade ait eu à en souffrir depuis lors.

Il croit se rappeler que, déjà à cette époque, son hypochondre droit avait augmenté de volume, mais personne de son entourage n'avait remarqué qu'il avait de l'ictère, et, de plus, un médecin consulté pour ces différents accidents fit le diagnostic d'hypertrophie du cœur et ne parla pas de la possibilité d'une maladie de foie ; le traitement prescrit à ce moment fut : granules de digitaline, calomel, iodure de potassium.

Il avait vingt ans et quelques mois, quand ses parents lui firent remarquer qu'il était *jaune*. Comme l'appétit restait bon, il continua sa profession de garçon de magasin à Paris, sans trop se préoccuper de sa jaunisse. Quatre ou cinq mois après le début de l'*ictère*, voyant qu'il n'allait pas mieux, il retourna à la campagne, sans d'ailleurs que ce changement d'air modifiât son état d'une façon heureuse.

Il fut envoyé à Vichy à l'âge de 21 ans, but pendant trois semaines de l'eau de la Grande Grille, sans obtenir aucune amélioration notable, au contraire, peut-être devint-il de plus en plus jaune.

Depuis plusieurs années, il se plaint également de *douleurs articulaires* qui surviennent par crises ; il a d'abord souffert exclusivement au niveau de ses cous-de-pied, dont le volume a depuis longtemps beaucoup augmenté ; puis ses genoux sont devenus gros et douloureux, il y a un an et demi environ ; c'est seulement dans ces derniers mois que ses poignets ont commencé à se tuméfier à leur tour. Les poussées articulaires l'inquiètent par dessus tout.

Ce qui attire tout d'abord l'attention, dès qu'on l'examine, c'est son *ictère*, extrêmement marqué, teignant sa peau et ses muqueuses en jaune-rouge. Ses urines contiennent en extrême abondance des pigments et des sels biliaires ; son sérum a une coloration jaune rougeâtre, et on y décèle très facilement les réactions de Gmelin et de Pottenkofer. Malgré cette cholémie très intense, il n'y a pas de bradycardie (le pouls bat régulièrement entre 70 et 80), pas d'épistaxis, pas d'autres troubles nerveux qu'une démangeaison incessante et très fatigante.

L'abdomen présente l'aspect caractéristique qu'il a toujours dans les hypertrophies spléno-hépatiques sans ascite, c'est-à-dire que la partie supérieure du thorax et la partie sus-ombilicale de l'abdomen sont très élargies, alors que la portion sous-ombilicale semble étalée, aplatie, diminuée de volume.

En examinant de plus près, on constate l'absence d'ascite et de circulation veineuse collatérale. En revanche, l'*hypertrophie spléno-hépatique* est facile à déceler.

*Dimensions du foie, 21 juillet.*

| | | |
|---|---|---|
| Ligne parasternale gauche | 21 | cent. |
| » ombilicale | 23 | » |
| » parasternale droite | 24 | » |
| » mamelonnaire | 25 | » |
| » axillaire antérieure droite | 23 | » |
| » sous-scapulaire | 14 | » |

*Dimensions de la rate, 21 juillet.*

| | | |
|---|---|---|
| Hauteur maxima ( ligne axillaire) | 15 | cent. |
| » sur la ligne mammaire gauche | 12 | » |
| Largeur maxima | 11 | » |

*Dimensions de l'abdomen.*

Circonférence passant par l'ombilic.............. 76 cent.
  »    »  l'appendice xiphoïde ...... 83 »
  »    »  les mamelons............. 83 »
  »    »  maxima de l'abdomen ..... 84 »

Les autres organes semblent avoir un fonctionnement normal.

L'appareil gastro-intestinal n'est plus pour le malade une source continuelle de souffrance comme autrefois. Il n'a plus d'aigreurs, de pesanteur après les repas. Ses digestions sont peut-être un peu difficiles ; il a du dégoût pour les aliments gras ; ses selles sont tout à fait décolorées et le sont restées pendant tout son séjour à l'hôpital.

Les poumons ne présentent aucun symptôme anormal, ni fonctionnel ni physique.

Le cœur, de volume normal, présente à la base, au foyer de l'artère pulmonaire, un souffle doux systolique, ne se propageant dans aucune direction, et disparaissant quand on fait asseoir le malade : il s'agit évidemment d'un souffle inorganique.

Les reins semblent avoir un fonctionnement normal. L'albuminurie fait défaut ; les matériaux fixes existent en quantité normale ; enfin, l'épreuve du bleu de méthylène montre que la matière colorante est éliminée dans les délais normaux, sans intermittence, sans retard et sans prolongation.

La température, qui s'élevait à 38°5 lors de l'entrée du malade à l'hôpital, est descendue dès le lendemain pour rester entre 36°5 et 37°5.

*L'habitus extérieur* du malade n'est pas celui d'un infantile, comme il arrive fréquemment chez les jeunes gens atteints de cirrhose biliaire. Sa taille est de 1 m. 70, ses membres sont très bien développés et proportionnés à la longueur de son corps. Son thorax a un développement suffisant.

Périmètre sous l'aisselle........................ 78 cent.
  «  passant par les mamelons............. 83 »

Ses organes génitaux sont normalement développés.

Les poils du pubis, de l'aisselle, du menton, de la lèvre sont développés comme chez un jeune homme de son âge.

Il a cependant des troubles trophiques qui attirent d'emblée l'attention et dont ils se plaint d'ailleurs : ce sont les *déformations articulaires*, qui s'accentuent de temps en temps par suite de poussées aiguës, si bien que le malade doit être étudié à ce point de vue, en dehors puis au moment de ses poussées aiguës.

*En dehors de toute poussée articulaire*, on est frappé par *l'aspect hippocratique* des doigts et des orteils : la première phalange est élargie, très épaissie, et l'ongle est bombé en forme de verre de montre.

Les poignets font au-dessus du carpe une saillie très accentuée dans le sens transversal. A la palpation, il semble que ce soient les apophyses styloïdes qui. extrêmement épaissies, ont augmenté ainsi les dimensions de la jointure. Dans le sens antéro-postérieur, l'épaississement est moins accentué, mais très manifeste ; le malade dit d'ailleurs, que *ses poignets sont devenus un quart plus gros qu'ils ne* l'étaient antérieurement.

Les *cous-de-pied* présentent une déformation tout à fait identique dans le sens transversal surtout, légèrement aussi dans le sens antéro-postérieur.

Les *genoux* font une saillie énorme globuleuse, donnant à la palpation la sensation que la rotule, les condyles du fémur et les plateaux du tibia, ainsi que toutes les parties molles, sont augmentés de volume.

*Au moment des poussées aiguës*, le malade souffre de ses jointures et présente une poussée légère de fièvre. A la palpation du genou, on obtient facilement le choc rotulien que l'on n'avait pas antérieurement.

On sent de même, au cou-de-pied, la synoviale distendue ; il se fait donc un épanchement articulaire au moment de ces poussées.

Nous avons pu, par ponction exploratrice du genou, obtenir.

au moment d'une poussée, du liquide contenu dans l'articulation ; ensemencé en milieux aérobies et anaérobies, il n'a pas
cultivé.

L'examen histologique et chimique de ce liquide nous a permis, en revanche, de relever certains détails assez intéressants :
au point de vue chimique, nous avons noté que la réaction de
Gmelin et de Pettenkofer était des plus nettes. Au point de vue
histologique, l'examen fut fait après centrifugation et ne nous
permit pas de constater la présence de leucocytes : sur quelques préparations nous avons rencontré de grandes cellules
endothéliales, seules figures histologiques retrouvées dans ce cas.

Ces poussées articulaires survenant très fréquemment chez
notre malade (trois ou quatre fois par mois), lui rendent la
marche très difficile, elles constituent pour lui le symptôme
fonctionnel le plus pénible : c'est en raison de ces douleurs
qu'il s'est décidé à entrer à l'hôpital.

Les *ganglions* ne sont hypertrophiés en aucun point, même
pas dans les zones en rapport avec les articulations tuméfiées.

*Epreuve radiographique.* — Mains : le squelette de la main
droite et de la main gauche se présente avec des caractères normaux. Malgré le *type hippocratique* des doigts, les phalangettes ne sont ni tuméfiées ni altérées d'une manière quelconque.
Ce type hippocratique dépend d'une modification des parties
molles.

Poignets : Les extrémités radio-cubitales paraissent un peu
augmentées de volume, mais elles le sont beaucoup moins que
l'examen direct le laisserait supposer.

Cous-de-pied : même remarque au point de vue de la région
des cous-de-pied. Légère augmentation de volume des extrémités tibio-péronières. Tuméfaction notable des parties molles.

Genoux : de toutes les extrémités osseuses, ce sont les extré-
tés inférieures des fémurs qui participent le plus au processus
hypertrophique. Les extrémités des tibias sont également
élargies.

En résumé, dans ce cas, la lésion articulaire est certainement prédominante sur la lésion osseuse. *Il y a plus d'arthro-pathie que d'ostéopathie*, comme le faisaient prévoir déjà l'examen direct, les poussées successives d'hydarthrose et de douleurs des cous-de-pied, des genoux et des poignets.

Et cette ostéo-arthropathie s'accompagne d'une notable tuméfaction des parties molles juxta-articulaires.

*25 juillet. — Examen de l'insuffisance hépatique* :

Glycosurie alimentaire avec 200 grammes de glucose pur, négative.

Indicanurie, négative.

Urobilinurie (chlorure de zinc ammoniacal, spectroscope) négative.

Elimination continue cyclique du bleu de méthylène.

Urée, 28 grammes en 24 heures.

*28 juillet.* — Poussée articulaire sans fièvre.

Le foie et la rate semblent aussi considérablement diminués.

*Dimensions du foie le 28 juillet*

| | | | |
|---|---|---|---|
| Ligne | parasternale gauche | 18 | cent. |
| » | ombilicale | 19 | » |
| » | parasternale droite | 22 | » |
| » | mamelonnaire droite | 22 | » |
| » | axillaire antérieure droite | 20 | » |
| » | Sous-scapulaire | 14 | » |

*Les dimensions de la matité splénique* à la même date sont les suivantes :

| | | |
|---|---|---|
| Hauteur maxima (ligne axillaire) | 12 | cent. |
| » » (ligne mammaire gauche) | 9 | » |
| Largeur maxima | 10 | » |

*Le 12 août.* — L'insuffisance hépatique fut recherchée de nouveau, et les résultats obtenus furent les mêmes que lors du précédent examen.

Le foie a encore diminué de volume et n'a plus qu'une hauteur de 20 centimètres sur la ligne mamelonnaire droite.

La rate est restée sensiblement la même.

Le malade se trouvant amélioré quitte le service.

Le sang fut examiné à plusieurs reprises, et l'on put constater les résultats suivants :

|  |  |  |
|---|---|---|
| 26 juilllet. — | Globules rouges..... | 3.280.000 |
|  | Hémoglobine........ | 2.800.000 |
|  | Globules blancs...... | 8.300 |
|  | Polynucléaires....... | 72 p. 100 |
|  | Lymphocytes........ | 26 — |
|  | Eosinophiles........ | 2 — |
| 12 août. — | Globules rouges..... | 2.900.000 |
|  | Hémoglobine........ | 2.700.000 |
|  | Globules blancs...... | 8.050 |
|  | Polynucléaires....... | 75 p. 100 |
|  | Lymphocytes........ | 22 — |
|  | Eosinophiles........ | 3 — |

## OBSERVATION V.

Par Georges GUILLAIN, interne des hôpitaux.

(Travail du laboratoire de M. le professeur LANDOUZY)

(hôpital Laënnec) (1).

*Sclérose hépato-pancréatique hypertrophique avec hyper-splénomégalie.*

Le lundi 7 mai 1900 vient demander son admission à l'hôpital Laënnec une femme de cinquante-deux ans : des *douleurs abdominales intermittentes*, un état de *malaise* et de *fatigue* persistant l'empêche de continuer sa profession de couturière. Mme Louise B... est admise à l'hôpital et couchée au lit n° 24 de la salle Broca, dans le service de M. le professeur Landouzy.

C'est une femme assez grande, brune, dont la physionomie n'est pas altérée, dont l'intelligence paraît bien développée. On

(1) *Revue de médecine,* t. xx, septembre 1900.

ne trouve aucun stigmate apparent d'hérédo-syphilis, d'hérédo-tuberculose, d'hérédo-dystrophie.

Le visage et les mains ont une teinte très foncée, *l'ictère* est évident.

La région abdominale est augmentée de volume, son hypertrophie n'est pas considérable, il déborde de deux travers de doigt le rebord inférieur des fausses côtes : il est lisse, on perçoit d'une façon très nette le bord inférieur qui paraît tranchant. La palpation profonde est un peu douloureuse. Ni à la palpation, ni à la percussion on ne sent la vésicule biliaire.

Le *foie* mesure sur la ligne axillaire 17 centimètres, il en mesure 14 sur la ligne mammaire, et 13 sur la ligne médiane.

La *rate* est très volumineuse. On perçoit déjà par la palpation superficielle une tumeur très nette dans l'hypochondre gauche remontant en haut vers la région splénique jusque sous le rebord costal, descendant en bas jusqu'à la crête iliaque, se prolongeant en dedans jusqu'à la région ombilicale. La tumeur est dure, lisse, très régulière, sauf, toutefois, au niveau du bord antérieur où l'on sent quelques irrégularités, quelques crênelures qui rappellent le bord antérieur normal de la rate. Le stéthoscope appliqué sur cette tumeur permet d'entendre un souffle très doux, synchrone avec la pulsation radiale, ayant tous les caractères du souffle splénique. La percussion digitale et l'examen avec le phonendoscope de Bianchi montrent que la tumeur mesure 33 centimètres dans son diamètre oblique maximum, 26 centimètres dans son diamètre vertical. La tumeur est peu sensible à la percussion et à la palpation.

La malade a une teinte ictérique des conjonctives, la base de la langue est jaune. Les mains, le corps, le visage sont d'une couleur foncée.

Vingt-quatre heures après l'entrée de cette femme à l'hôpital il y a dans le bocal d'urine 1.800 grammes d'une *urine très foncée*. Un premier examen rapide montre l'absence de sucre et d'albumine ; il y a des *pigments biliaires normaux*, de l'urobiline en faible quantité.

*Température* vaginale 37°4 le soir de l'entrée dans les salles, 37°2 le lendemain matin.

La *langue* est sale, blanche, l'haleine légèrement fétide. L'appétit est nul et d'ailleurs cette femme est au régime lacté depuis plusieurs mois. Les *garde-robes* sont normalement *colorées*.

Submatité aux bases des deux *poumons* où s'entendent quelques râles sous-crépitants très fins.

La pointe du *cœur* bat dans le quatrième espace intercostal.

La matité cardiaque n'est pas augmentée ; on entend un souffle léger mésosystolique au niveau de la région xiphoïdienne, souffle extra-cardiaque sans propagation aucune. Pas d'angiosclérose. La *pression artérielle*, mesurée avec le sphygmomètre de Potain, oscille entre 16 et 17 centimètres de mercure ; le pouls est régulier, un peu lent.

L'intelligence est bien développée. Le *système nerveux* central et périphérique ne présente aucun trouble. Les divers réflexes sont normaux.

Malgré son ictère la malade n'accuse pas de prurit, d'héméralopie, de xanthopsie.

La nutrition générale paraît relativement bonne, sauf, toutefois, une légère déformation digitale rappelant celles de l'*ostéoarthropathie hypertrophiante pneumique* de P. Marie.

En conclusion, l'examen de cette malade montre surtout des lésions hépato-spléniques.

L'interrogatoire de cette femme confirme d'ailleurs l'évolution de ces divers phénomènes morbides.

C'est en l'année 1893 qu'apparut pour la première fois chez cette malade un ictère survenu lentement, sans douleurs, sans troubles digestifs accentués, sans décoloration des matières fécales. Quelques jours après elle va à l'hôpital St-Louis où le médecin qui l'examine lui spécifie qu'elle a un commencement de maladie du foie et de la rate.

On lui conseille de se nourrir avec du lait et des œufs ; elle suivit ce traitement, mais l'ictère ne disparut pas, et, depuis cette époque, depuis sept années, il a toujours persisté, diminuant d'intensité ou augmentant au contraire suivant les moments ; toujours elle resta, comme disaient ses compagnes, la femme « à la figure jaune ».

Durant ces années de jaunisse persistante cette femme souffrait par intermittences dans la région hépatique ou la région splénique ; durant les périodes douloureuses l'ictère augmentait. C'est, en 1895, une *crise de douleurs spléniques ;* c'est en 1896 une *crise de douleurs hépatiques ;* c'est, en 1897, une *crise hépatique* plus violente, fébrile, qui dura trois semaines pendant laquelle les matières fécales sont décolorées : angiocholite probable. Ce sont encore quelques crises intermittentes, douloureuses et fébriles, en 1898 et 1899. Au mois d'août 1899 la malade a une *hématémèse.* Durant toute cette période, les troubles digestifs étaient assez fréquents, la *diarrhée* se montrait souvent, et parfois quelques *vomissements bilieux.*

Telle fut la marche de cette affection pour laquelle, depuis l'année 1893, la malade n'avait pas consulté, n'était allée dans aucun hôpital. Il avait fallu que les douleurs fussent plus violentes, que la fatigue fût plus prononcée et plus persistante, pour que cette femme qui avait continué sa profession pénible de couturière, vînt solliciter son admission à l'hôpital.

Les *antécédents héréditaires et personnels* de Mme Louise B... sont peu instructifs. Son père est mort à quatre-vingt-quatre ans, vieillard, sans affection spéciale. Sa mère était asthmatique, cardiopathe peut-être. Elle eut huit frères ou sœurs, trois sont morts jeunes, les cinq autres sont en bonne santé.

Elle naît à terme à Billy, dans le département de la Nièvre. Sa première enfance est normale, elle n'a pas de convulsions, pas d'infections intestinales, autant que ses souvenirs lui permettent de le dire. A dix ans, elle est atteinte par la petite vérole, qui guérit d'ailleurs sans complication aucune. Elle vient à Paris à l'âge de quatorze ans et demi, elle est gouvernante dans une famille.

Elle est réglée pour la première fois à 15 ans. Quelques semaines avant ses premières règles elle a quelques malaises qu'un médecin appelle fièvre de croissance , ces malaises, qui se traduisent par de la céphalalgie, un peu de fièvre, mais fièvre non précédée de frissons, ni suivie de sueurs, ces malaises disparaissent avec l'apparition des règles et ne se montrent plus dans l'avenir.

Elle se marie à 18 ans, son mari, d'une bonne santé, meurt d'accident. Elle a trois enfants aujourd'hui encore d'une santé normale, elle ne fait aucune fausse-couche.

Mme Louise B... n'était pas sujette aux congestions, elle n'eut pas d'hémorrhoïdes, d'épistaxis, ses règles n'étaient pas abondantes, elle ne montre pas de cramptodactylie ; ce n'est point apparemment une arthritique.

Elle est très affirmative sur l'absence de tout symptôme pouvant faire songer à la syphilis. Elle est affirmative sur sa sobriété parfaite. D'ailleurs on ne rencontre chez cette femme aucun stigmate d'une intoxication éthylique même légère.

Voici l'examen des *urines* fait le 2 juin, un mois environ après l'entrée de la malade à l'hôpital, alors que les phénomènes primitivement constatés ne s'étaient que peu modifiés.

*Examen urologique fait le 2 juin :*

Urines jaune rougeâtre, troubles, sans sédiment net.

Réaction légèrement alcaline.

| | | | | |
|---|---|---|---|---|
| Densité ........... | 1014 à 15° | | | |
| Volume en 24 heures | 1 litre 820. | | | |
| Urée.............. | 12 gr. 810 par litre | 23 gr. 30 par 24 heures | | |
| Acide phosphorique | 1 gr. 20 | » | 2 gr. 18 | » |
| Acide urique....... | 0 gr. 32 | » | 0 gr. 59 | » |
| Chlorures.......... | 7 gr. 50 | » | 13 gr. 65 | » |
| Sucre ............. | absence. | | | |
| Albumine.......... | traces à peine décelables. | | | |
| Pigments biliaires .. | absence. | | | |
| Urobiline .......... | existe. | | | |
| Indican. ......... | décelable. | | | |

L'examen microscopique ne montre pas d'éléments anormaux.

La *glycosurie alimentaire* est recherchée le 28 mai. La
malade absorbe 150 grammes de glucose. L'urine émise la
deuxième et la troisième heure après l'ingestion réduisit la
liqueur de Fehling. Les urines furent examinées durant vingt-
quatre heures, on ne constata la présence de sucre que durant
ce court laps de temps.

L'épreuve du bleu de méthylène montra une élimination nettement polycyclique.

La diazoréaction d'Erlich fut toujours négative.

Le régime lacté fut conseillé, des purgatifs salins donnés
fréquemment, la malade prenait chaque jour quelques centi-
grammes de calomel. Durant le mois de mai, l'état restait stationnaire, l'ictère persistait, mais la cellule hépatique était
atteinte, l'urobilinurie constante le prouvait.

Le 22 juin, la malade se plaint de maux de tête et reste couchée toute la journée ; sa température est à 38°.

Le 24 juin température à 39°, les douleurs hépatiques et
spléniques sont intenses, les urines diminuent de quantité, le
pouls bat 100, 110 pulsations.

Huit jours durant la température reste à 40°, l'état général
est mauvais, la malade est comme une typhique au second
septénaire, la langue est sèche, la diarrhée fréquente, la rate
douloureuse, des râles d'œdème existent aux deux bases pulmo-
naires, tachycardie, légère arythmie, les urines contiennent des
traces d'albumine.

Le sérodiagnostic est négatif, négative aussi la diazoréaction.
La *formule leucocytaire* change, la leucocytose a disparu, la
malade n'a plus que 3.000 globules blancs ; il existe maintenant
43 mononucléaires, 2 éosinophiles, 55 polynucléaires pour
100 leucocytoses dans un premier examen ; 35 mononucléaires,
1 éosinophile, 64 polynucléaires dans un second examen.

De plus le *sérum* est laqué.

Cette variation observée de l'équilibre leucocytaire montre

qu'une nouvelle infection existe ; on sait combien différentes sont les réactions des globules blancs du sang en présence d'infections ou d'intoxications dissemblables.

Le 29 juin, la malade a une épistaxis le matin. A 9 heures du soir survient une *grande hématémèse*, dans la nuit des garde-robes sanglantes. La prostration est absolue, l'état syncopal, le pouls, à 130, faible, dépressible, la pression artérielle tombe à 10 centimètres de mercure, la température est de 35°. La rate a diminué sensiblement de volume.

Malgré les injections de sérum artificiel, malgré l'éther, la caféïne, l'ergotine, le café, l'alcool, la malade, plongée dans un profond coma, mourait le surlendemain, trente-huit heures après sa grande hémorrhagie. Elle mourait avec la symptomatologie fébrile, typhoïde, hémorrhagie de l'ictère grave ; elle mourait par cette infection surajoutée qui est la terminaison fréquente des hépatopathies chroniques.

*L'autopsie* est faite vingt-cinq heures après la mort.

La *cavité abdominale* ouverte, on ne rencontre *pas d'ascite*, On aperçoit le *foie* avec son bord inférieur resté tranchant se prolongeant à gauche très loin dans l'hypochondre. *La rate* recouverte en haut par la glande hépatique, apparaît volumineuse, descendant presque jusqu'à la crête iliaque.

Le foie, la rate sont couverts de fausses membranes épaisses, résistantes, blanchâtres.

Des adhérences solides inter-hépato-spléniques sont arrachées et une symphyse totale existe entre la partie supérieure de la face antéro-externe de la rate et la face inférieure du foie, symphyse telle que le scalpel est obligé de sculpter les deux organes pour les isoler.

Le foie est légèrement granuleux, les granulations sont verdâtres. Il pèse 2150 grammes.

Les gros vaisseaux du hile ne montrent pas d'altérations macroscopiques. Au niveau de l'insertion du petit épiploon quelques ganglions sont hypertrophiés.

La vésicule biliaire légèrement distendue laisse écouler à la coupe une bile jaune verdâtre. Ses parois ne sont ni amincies, ni hypertrophiées ; il n'existe pas, à l'œil nu, d'altérations appréciables de la muqueuse. Dans la vésicule aucun calcul, on n'en rencontre pas d'ailleurs dans les voies biliaires extra-hépatiques.

Le foie est très dur, le couteau y trouve une résistance appréciable, le doigt ne peut s'enfoncer dans le parenchyme de l'organe. Sur la coupe on aperçoit des bandes scléreuses grises qui segmentent la surface de la section.

Sur la rate on constate une périsplénite considérable ; tout le péritoine périsplénique est atteint de lésions inflammatoires chroniques.

La *rate* pèse 1900 grammes.

Macroscopiquement, à la coupe, la zone sous-capsulaire est dure, très résistante, alors que, au contraire, la partie centrale de l'organe est diffluente, rougeâtre.

La *péritonite chronique*, les fausses membranes, les adhérences se voient dans toute la zone sus-ombilicale de l'abdomen alors que le péritoine sous-diaphragmatique et le péritoine pelvien paraissent sains.

La dissection du *pancréas* permet de reconnaître l'hypertrophie relativement considérable de cette glande. L'hypertrophie semble surtout accusée au niveau de la tête et du corps de l'organe. Le pancréas au palper et à la coupe offre une consistance beaucoup plus dure que normalement. Disséqué avec attention et séparé de ses connexions duodénales, le pancréas pèse 170 grammes au lieu des 70 à 80 grammes qu'il pèse normalement.

L'ampoule de Vater ne montre pas d'altérations, pas de calculs ; le cholédoque et les canaux pancréatiques sont perméables.

Dans *l'intestin* il reste des caillots, pas de lésions appréciables de la muqueuse gastrique ou intestinale, pas de varices œsophagiennes

Dans l'intérieur du mésentère sont de nombreux ganglions hypertrophiés.

Les *reins* sont congestionnés, les étoiles de Verheyen très apparentes, la substance corticale est d'une couleur foncée, les glomérules se distinguent rougeâtres. Le rein droit pèse 200 grammes, le rein gauche 180 grammes. La décortication de la capsule est facile.

Un peu de congestion aux bases des *poumons* qui ne présentent aucune autre lésion.

*Cœur* normal quant au péricarde et à l'endocarde ; le myocarde, de teinte feuille morte, est mou à la palpation.

L'*aorte* non athéromateuse.

Tels furent les renseignements macroscopiques que donna cette autopsie, qui, abstraction faite de quelques lésions banales en rapport sans doute avec l'infection terminale, avait permis de reconnaître un gros foie, une grosse rate, un gros pancréas.

La recherche sur la table d'autopsie de la dégénérescence amyloïde du foie, de la rate, des reins, resta négative.

Le foie, la rate, le pancréas, les reins furent examinés *histologiquement*.

*Le foie* présente, à un faible grossissement, de larges bandes de tissu scléreux dans l'intervalle desquelles sont des lobules déformés à l'aspect irrégulier. Les travées scléreuses à point de départ porto-biliaire pénètrent dans l'intérieur de certains lobules et se terminent parfois par un amincissement progressif, parfois au contraire en formant un renflement ovoïde. Il est facile de constater que des travées scléreuses issues d'espaces portes différents se réunissent, se fusionnent, isolant ainsi des fragments irréguliers de parenchyme hépatique. Les veines centrolobulaires sont pour la plupart peu visibles, refoulées par les tissus scléreux avec un calibre très diminué.

A un fort grossissement la sclérose paraît être une sclérose dense, les fibrilles se voient nettement. L'infiltration embryonnaire, l'angiocholite et la péri-angiocholite sont très accentuées. Le tissu scléreux issu des espaces portes est riche aussi en cellules rondes.

On constate un développement considérable de néocanalicules biliaires.

Les veines centro-lobulaires dans les coupes où l'on peut les apercevoir, car elles manquent souvent, paraissent atteintes de périphlébite, mais si leur lumière est souvent étroite, cela tient plus à la compression exercée autour d'elles par le tissu scléreux qu'à des altérations de leurs tuniques.

A côté de lobules hépatiques ayant conservé leur aspect trabéculaire avec noyau cellulaire bien colorable, la plupart des cellules hépatiques sont altérées, la travée hépatique se montre disloquée, le noyau cellulaire n'est plus colorable, la cellule est déformée. Ces lésions appartiennent sans aucun doute à l'ictère grave, à l'infection terminale.

On ne retrouve pas sur les diverses coupes du parenchyme hépatique de figures histologiques permettant de songer à l'hypertrophie compensatrice.

L'examen de ce foie montre donc de la façon la plus évidente, d'une part, l'existence d'une cirrhose porto-biliaire ; de l'autre, les lésions de l'ictère grave.

*La rate* présente une sclérose très dense de sa capsule, sclérose riche en fébrilles, mais pauvre en noyaux. La sclérose se poursuit en diminuant de densité et d'intensité dans l'intérieur du parenchyme, dans les corpuscules et vers la pulpe. Les vaisseaux participent au processus scléreux. Il existe relativement peu de congestion histologique, mais la malade ayant succombé après de grandes hémorrhagies, on peut supposer que la congestion devait exister durant la vie à un degré beaucoup plus accentué. D'ailleurs on put constater la diminution évidente de l'organe splénique la veille de la mort de la malade.

Le *pancréas* est aussi le siège d'une sclérose histologique qui explique son hypertrophie macroscopique. Cette sclérose est surtout accusée au niveau de la partie droite de l'organe, de la tête et du corps. La sclérose rappelle beaucoup par son aspect celle du parenchyme hépatique. Elle est diffuse. Des îlots de cellules glandulaires sont entourés par le tissu scléreux. La prolifération du tissu conjonctif est surtout accusée dans l'intérieur des lobules pancréatiques, elle est moindre dans les grands espaces interlobulaires où l'on retrouve des vésicules adipeuses et du tissu conjonctif lâche, comme sur les coupes d'un pancréas normal. La sclérose se montre très dense autour de certains canaux excréteurs qui eux-mêmes sont altérés dans leurs diverses tuniques. Il semble que les canaux excréteurs ne sont pas étrangers à la formatiou du tissu de sclérose. Quant aux lésions cellulaires, nous pensons qu'il est impossible de les étudier en été sur les pancréas d'autopsie, partant que les lésions que l'on peut constater ne peuvent être rapportées à leur cause efficiente.

Les *reins* présentent des altérations évidentes, les cellules des tubuli contorti sont altérées, leurs noyaux ne se colorent plus, les glomérules de Malpighi sont congestionnés, de petites hémorrhagies interstitielles se montrent dans leur intérieur. De nombreuses cellules desquamées se voient dans la lumière des canaux excréteurs. Ces différentes lésions d'ailleurs sont la conséquence de l'infection terminale.

L'examen anatomique confirme donc le diagnostic clinique. Nous avons de plus trouvé comme révélation d'autopsie *une hypertrophie du pancréas, avec sclérose histologique.*

OBSERVATION VI (inédite).

(de MM. Gilbert et Lereboullet).

*Cirrhose biliaire hypersplénomégalique.*

Mme X..., âgée de trente-huit ans, sans antécédents héréditaires importants, est bien portante jusqu'à l'âge de 24 ans.

Mariée à 19 ans, a deux grossesses normales à 20 et 23 ans ;

quelques mois après la première, *fièvre typhoïde* sérieuse nécessitant quatre mois de repos au lit.

Au cours de la troisième grossesse, à 24 ans, crises de *coliques hépatiques* violentes avec subictère consécutif. Accouchement normal. Nouvelle grossesse cinq ans après sans incident.

Au cours de la cinquième grossesse, à 33 ans, vers le troisième mois, apparition d'un ictère très marqué, sans troubles gastro-intestinaux, sans douleurs dans la région hépatique. L'ictère diminue sans disparaître ; accouchement normal. Puis, trois semaines après, nouvelle poussée d'ictère, toujours sans douleurs. L'ictère a persisté depuis cinq ans, avec poussées nouvelles tous les deux ou trois mois, et rétrocession légère dans l'intervalle, sans jamais de disparition complète.

Depuis quatre ans, surtout l'hiver, sont en outre apparues des *douleurs articulaires* assez intenses, prédominant aux mains, mais sans fièvre concomitante, sans gonflement des articulations, sauf pourtant l'hiver dernier, au niveau du médius gauche.

La malade a gardé ses forces, a conservé son appétit, et elle se plaint surtout de l'ictère, ainsi que du prurit intense qui l'accompagne.

Actuellement, cinq ans après le début, il existe un ictère assez intense, généralisé avec conjonctives nettement ictériques et imprégnation jaunâtre de la face inférieure de la langue et de la voûte palatine. En outre, quelques taches pigmentaires disséminées. Petite étoile vasculaire sous le nez.

En rapport avec cet ictère, *prurit* intense, quoique moindre qu'au début. Pas de xanthopsie, pas d'héméralopie.

L'examen de l'abdomen révèle un *foie* volumineux, dur, mais l'hypertrophie porte presque uniquement sur le lobe droit, qui descend très bas, et atteint 20 centimètres de hauteur, alors que le lobe gauche déborde à peine, le rebord costal et mesure en hauteur 10 à 11 centimètres.

La *rate* présente une hypertrophie considérable, étendue en hauteur plus qu'en largeur (elle a la forme d'une rate de chien), presque verticalement orientée, elle mesure 29 à 30 centimètres dans son grand axe; consistance dure. La malade dit ressentir une douleur vague à la palpation; elle n'a jamais eu dans la région splénique de crises douloureuses spontanées, notamment au début de la maladie. Pas d'ascite, pas de circulation collatérale.

Peu de troubles digestifs. Appétit conservé, parfois boulimie; constipation habituelle. Les selles, qui ont été décolorées, sont actuellement mastic; elles ont été parfois plus foncées; à plusieurs reprises, selles noires.

Rien du côté de l'appareil respiratoire.

Pas de troubles cardio-vasculaires. Tension artérielle normale (17).

Peu de troubles du système nerveux. Légère asthénie, quelques modifications du caractère, devenu irritable et impressionnable, somnolences assez fréquentes.

Pas de troubles trophiques réalisés. Pourtant, outre l'amaigrissement et la chute assez abondante des cheveux, on note du côté des doigts, particulièrement du médius gauche, un léger degré de subluxation en arrière de la deuxième phalange sur la première.

Les règles sont irrégulières et retardées.

Les urines sont assez abondantes (entre 1500 grammes et deux litres), très hautes en couleur, chargées de pigments biliaires très facilement décelables par la réaction de Gmelin. Pas d'albumine. Pas de sucre; pourtant, à deux reprises, réduction légère de la liqueur de Fehling dans les urines digestives.

Pas d'indican. Pas d'urobiline.

L'urée paraît actuellement diminuée, la moyenne oscillant entre 12 et 16 grammes par 24 heures, mais la malade s'alimente très peu depuis son entrée à l'hôpital.

L'épreuve de la glycosurie alimentaire donne deux heures après l'absorption de 200 grammes de glucose une réduction incomplète de la liqueur de Fehling, paraissant due surtout à des matières réductrices ; puis aucun passage, et à 4 h. 1/2 du soir, près de cinq heures après le déjeuner, dix heures après l'absorption du glucose, réduction franche, dosée à 3 grammes par litre, réduction légère dans les deux heures qui suivent, puis le sucre disparaît définitivement des urines. En résumé, glycosurie alimentaire d'abord à peu près négative, puis tardivement passage d'une légère quantité de sucre.

L'examen du sang, pratiqué le 16 mai 1900, donne les résultats suivants :

$$G.R. = 4.141.600$$
$$G.B. = 7.440$$
$$R.G. = 2.770.382$$
$$V.G. = 0.66$$

La proportion des diverses variétés de leucocytes est la suivante :

Polynucléaires = 73-13 p. 100
Mononucléaires = 25-62 p. 100
Eosinophiles = 1,25 p. 100

Le sérum est riche en pigments biliaires, qui donnent la réaction de Gmelin.

## CONCLUSIONS.



I. Dans la maladie de Hanot (cirrhose hypertrophique biliaire) l'*albuminurie* est constamment absente, même aux périodes terminales et la quantité de *matériaux solides* de l'urine reste normale lorsque la fonction hépatique n'est pas trop profondément atteinte.

Là *polyurie* est la règle ; le taux des urines oscille autour de deux litres en 24 heures.

II. A l'autopsie les reins sont sains macroscopiquement et microscopiquement. Ils sont le plus souvent hypertrophiés, ce qui est sans doute en rapport avec la polyurie prolongée.

III. Le poison sclérosant qui atteint le foie ne paraît pas un poison sclérosant pour le rein, puisque le microscope ne révèle pas la moindre infiltration interstitielle.

IV. La bile, même à dose continue et forte, ne paraît pas un poison pour le rein puisqu'à aucun moment de l'évolution de la maladie, on ne voit se produire d'albuminurie ni de troubles rénaux.

# BIBLIOGRAPHIE.

GILBERT et FOURNIER. — Etude sur la cirrhose biliaire hypersplénomégalique. *Soc. méd. des hôp.*, 25 mai 1900.

GILBERT et LEREBOULLET. — Obs. in travail précédent.

GILBERT et LEREBOULLET. — Des urines retardées dans la
cirrhose. *Soc. biol.*, 9 mars 1901.

GILBERT et LEREBOULLET. — De l'inversion du rhythme colorant
des urines dans l'ictère. *Soc. biol.*, 9 mars 1901.

GOUGET. — Influence des maladies du foie sur l'état des reins.
*Thèse*, Paris, 1895.

GUILLAIN. — Cirrhose avec hyperpancréatomégalie. *Revue de
médecine*, 10 septembre 1900.

JACCOUD. — *Clin. méd. de la Pitié*, 1885, p. 58.

JEANSELME. — Albuminurie. In *Traité de médecine, Brouardel
et Gilbert*, t. v, p. 536.

LANDRIEUX et MILIAN. — Cirrhose hypertrophique biliaire à
début splénique. *Soc. méd. des hôp.*, 6 avril 1900.

MILIAN. — Le rein dans la cirrhose hypertrophique biliaire.
*Soc. anat.*, 5 avril 1901.

PARMENTIER et CASTAIGNE. — Ostéo-artropathie et rhumatisme
dans la cirrhose hypertrophique biliaire. *Soc. méd. des
hôp.*, 22 mars 1901.

IMPRIMERIE F. DEVERDUN, BUZANÇAIS (INDRE).